BEI GRIN MACHT SICH IHR WISSEN BEZAHLT

- Wir veröffentlichen Ihre Hausarbeit, Bachelor- und Masterarbeit

- Ihr eigenes eBook und Buch - weltweit in allen wichtigen Shops

- Verdienen Sie an jedem Verkauf

Jetzt bei www.GRIN.com hochladen und kostenlos publizieren

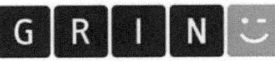

Hubertus R. Hommel, Heinz Spranger

Die Fachkraft für Ganzheitliche (Zahn-)Medizin. Buch 2: "Angewandte integrative Heil- und Heilhilfsmethoden"

Das schriftliche Lehrbuch als Sachbuch und als Fachbuch in 2 Bänden für den Online-Lehrgang

GRIN Verlag

Bibliografische Information der Deutschen Nationalbibliothek:

Die Deutsche Bibliothek verzeichnet diese Publikation in der Deutschen Nationalbibliografie; detaillierte bibliografische Daten sind im Internet über http://dnb.d-nb.de/ abrufbar.

Dieses Werk sowie alle darin enthaltenen einzelnen Beiträge und Abbildungen sind urheberrechtlich geschützt. Jede Verwertung, die nicht ausdrücklich vom Urheberrechtsschutz zugelassen ist, bedarf der vorherigen Zustimmung des Verlages. Das gilt insbesondere für Vervielfältigungen, Bearbeitungen, Übersetzungen, Mikroverfilmungen, Auswertungen durch Datenbanken und für die Einspeicherung und Verarbeitung in elektronische Systeme. Alle Rechte, auch die des auszugsweisen Nachdrucks, der fotomechanischen Wiedergabe (einschließlich Mikrokopie) sowie der Auswertung durch Datenbanken oder ähnliche Einrichtungen, vorbehalten.

Impressum:

Copyright © 2013 GRIN Verlag GmbH
Druck und Bindung: Books on Demand GmbH, Norderstedt Germany
ISBN: 978-3-656-43587-7

Dieses Buch bei GRIN:

http://www.grin.com/de/e-book/215340/die-fachkraft-fuer-ganzheitliche-zahn-medizin-buch-2-angewandte-integrative

GRIN - Your knowledge has value

Der GRIN Verlag publiziert seit 1998 wissenschaftliche Arbeiten von Studenten, Hochschullehrern und anderen Akademikern als eBook und gedrucktes Buch. Die Verlagswebsite www.grin.com ist die ideale Plattform zur Veröffentlichung von Hausarbeiten, Abschlussarbeiten, wissenschaftlichen Aufsätzen, Dissertationen und Fachbüchern.

Besuchen Sie uns im Internet:

http://www.grin.com/

http://www.facebook.com/grincom

http://www.twitter.com/grin_com

Institut für Nachhaltige Gesundheitswissenschaften

Hubertus R Hommel   Heinz Spranger

Die Fachkraft für Ganzheitliche (Zahn-)Medizin

Das schriftliche Lehrbuch als Sachbuch und als Fachbuch in 2 Bänden für den Online-Lehrgang

Buch 2
„Angewandte integrative Heil- und Heilhilfsmethoden"

Einführung in Buch 2

Das vorliegende 2. Buch ist kein eigenständiges Lehrbuch, sondern der ergänzende 2. Teil speziell aufeinander abgestimmter schriftlicher Unterrichtsgrundlagen. In diesem speziellen Konzept aus Sachbuch und Fachbuch ist das Studium von *Buch 1 ‚Angewandte regulative Heil- und Heilhilfsmethoden'* unbedingte Voraussetzung für das Verständnis der Inhalte von *Buch 2 ‚Angewandte integrierte Heil- und Heilhilfsmethoden'*.
Eine mögliche Nutzung der beiden Bücher in umgekehrter Reihenfolge oder das alleinige Studium von *Buch 2* wäre daher nicht sinnvoll.

Auf diese Reihenfolge beziehen sich auch die Inhaltsverzeichnisse beider Bücher. Wie in *Buch 1* in den Beiträgen ‚Inhaltlicher Aufbau des Weiterbildungsganges' und ‚Inhalte der Weiterbildung' dargestellt, sind sowohl die Lerntexte als auch die sich anschließenden weiteren Themenbereiche der Weiterbildung fortlaufend nummeriert. Entsprechend werden die Inhalte von *Buch 1* von der Ziffer 1 mit ihren Unterpunkten erfasst, die von *Buch 2* von der Ziffer 2 samt Unterpunkten.

Grundsätzlich gelten die formalen sowie didaktischen Vorgaben von *Buch 1* ebenso verbindlich für *Buch 2*. Dementsprechend folgt jedes Kapitel beider Bücher demselben Aufbau in der Darstellung der jeweiligen Thematik aus:

- ‚konventionellem Wissen'
- ‚komplementär-alternativer' Sicht
- ‚integriert-salutogenetischem' Blickwinkel

Das ‚konventionelle Wissen' beruht auf der Allgemeinbildung unter dem jeweilig gültigen kulturellen Blickwinkel und der bestehenden Lehrmeinung der herkömmlichen Medizin nach den eher logischen Aspekten von Ursachen-Wirkungsbeziehungen.

Die ‚komplementär-alternative' Interpretation ergibt sich aus mehreren kulturellen Ansätzen bei einem erweiterten Medizinverständnis und erfolgt aus dem dynamisch-systemischen Blickwinkel.

Im ‚integriert-salutogenetischen' Bereich besteht der ‚integrative' Anteil als ein biologisches Konzept in der Kombination konventioneller und komplementär alternativ medizinischer (CAM) Anwendungen. Beides basiert auf wissenschaftlich begründeten Kriterien ihrer Wirksamkeit.
Der ‚salutogenetische' Aspekt erfasst den Komplex aus Entstehung und Erhalt von Gesundheit. Der hierfür geeignete Blickwinkel besteht in der Mischung der vorgenannten Sichtweisen unter systemischen und kybernetischen Gesichtspunkten.

Jedes Kapitel wird durch ein ‚Glossar' ergänzt. Hierin werden Begriffe erläutert, die im Text als möglicherweise unbekannte Wörter den Sinnzusammenhang erschweren können. Diese betreffen jedoch nicht Fachwörter von zentraler Bedeutung für den Lernstoff, deren Zweck ergibt sich aus dem Text und ist zusätzlich im Selbststudium zu erarbeiten.

Die jedes Kapitel abschließende ‚Literatur' gibt einen Überblick auf das hierzu jeweils verwendete Schrifttum. Es erhebt keinerlei Anspruch auf Vollständigkeit, sondern soll lediglich einen Ansatz bieten für die selbstständige Recherche im Internet.

Jeder Lerntext endet mit der Aufgabenstellung nach dem von uns entwickelten ‚WWW-Code'. Dadurch erhält jeder Teilnehmer die zusätzliche Möglichkeit, sich mit jedem zu bearbeitenden Text fachlich auseinanderzusetzen und mit seiner Stellungnahme zu diesem Themenbereich seinen persönlichen Wissensstand zu überprüfen. Voraussetzung hierfür sind für alle Lerntexte gleichermaßen geltende Rahmenbedingungen. Dem trägt der „WWW-Code" Rechnung.
Er steht als ein fixes und für alle Lerntexte verbindliches Schema als Fragenkomplex am Ende jedes Lerntextes und ist in 3 „W-Abschnitte" unterteilt.

> **WWW-Code**
>
> - „Was sagt der Textinhalt aus und welche Meinung gibt er wieder?"
> - „Was haben Sie in Internet und Literatur dazu gefunden?"
> - „Was ist der Kerninhalt der Aussagen?"

Die Antworten sollen zum besseren Verständnis des Textes so formuliert werden, dass der Kursteilnehmer später anhand der Fragestellungen die Inhalte für sich wiederholen kann.

Hierfür hat er zwei Möglichkeiten, studiert er alleine, muss er das Resultat aus ‚für' und ‚wider' selbst erdenken. Studiert er mit einer Gruppe, kann er innerhalb dieser sogar die Texte debattieren lassen. Es kann thematisch bereichern, andere Ansichten zu erfahren, so wie es beispielsweise nützlich sein kann, im Abwägen zwischen ‚Weiß' und ‚Schwarz' von anderer Seite auch noch ‚Grau' zu erfahren.

Zur Beantwortung des „WWW-Codes" soll nicht mehr als insgesamt eine DIN A4-Seite aufgewendet werden.

Institut für Nachhaltige Gesundheitswissenschaften

Dr. Hubertus R Hommel
MSc [health]

Univ.-Prof.a.D.Dr.Dr.h.c. Heinz Spranger
MAS MSc [health]

Inhaltsverzeichnis Buch 2

2. Angewandte integrierte Heil- und Heilhilfsmethoden

- **2.1** Altersprobleme
- **2.2** Systemische Zusammenhänge
- **2.3** Manuelle Unterstützung bei zahnärztlicher Handlung (Osteopathie, AK)
- **2.4** Bewegungs- und Hydrotherapie
- **2.5** Homöopathie, Bach-Blütentherapie
- **2.6** Bioelektrische Messverfahren
- **2.7** Klangtherapie und Musikmedizin
- **2.8** Psychosomatik

2. Angewandte integrierte Heil- und Hilfsmethoden

2.1 Altersprobleme

2.1.1 konventionelles Wissen

Biologie ist zeitgebunden, Zeit ist ein wesentlicher Faktor im Alterungsprozess. Daher ist ‚Alt-Sein' keine Krankheit, sondern ein besonderer Lebensabschnitt, in den jeder Mensch ganz allmählich und unwiderruflich hineinwächst.

> Das *Leben* ist ein unaufhörlicher Prozess von Veränderungen. Körper und Geist verändern sich stetig. Das zeigt sich in Atmung, Verdauung, Immunsystem, Sinnesorgane, Schlafverhalten und viele anderen Bereichen des menschlichen Organismus. Dadurch wird der Körper nicht krank, ist aber anfälliger für bestimmte Befindlichkeitsstörungen und Krankheiten, die besonders in höherem Alter auftreten.

Das Wissen um die normalen Veränderungen des Körpers und die Gesundheitsrisiken des Alters helfen bei einer aktiven Lebensgestaltung im Alter. Damit beschäftigt sich das medizinische Wissensgebiet der ‚Geriatrie' . Jeder Arzt hat die Aufgabe, ältere Patienten im Rahmen eines umfassenden und möglichst ganzheitlichen Behandlungsansatzes zu versorgen [1].

Im Alter sind krankheitsbedingte Defizite zu erwarten. Dazu gehören die Zustände nach Herzinfarkt und Schlaganfall, Depressionen und Hirn-Durchblutungsstörungen, Demenz, Glaukom und Trübung der Augenlinse, koronale Herzkrankheit und chronische Bronchitis, Venenschwäche, Arthrose und Stoffwechselstörungen, vor allem Diabetes. Ärztliche und von mehreren Verschreibern gemischte ‚Medikation' , aber auch Selbstmedikation vieler Befindlichkeitsstörungen und Krankheiten führen zu Wirkstoff-Fehlgebrauch.

Die ‚geriatrische Behandlung' umfasst vor allem die körperlichen, funktionellen, geistigen, psychischen und sozialen Aspekte der älteren Menschen. Damit hat sich auch jede heilberufliche Praxis zu beschäftigen. Als medizinisch wichtigste Hauptsymptome des geriatrischen Patienten gelten fünf Merkposten des Befundes. Für diese sind gute Untersuchungen und Behandlungskonzepte entwickelt worden. Sie sind in jedem Kontakt mit Heilberufen zu berücksichtigen und haben sowohl Einfluss auf die Befunderhebung, Diagnostik und Therapie, als auch auf alle Rehabilitationsmaßnahmen:

Immobilität die Einschränkung in Beweglichkeit und Gehfähigkeit
Instabilität die Verletzlichkeit und Anfälligkeit des gealterten Organismus
Inkontinenz die Störungen von Blasen- und Mastdarmfunktion
Intellektueller Abbau die Einschränkung in Hirnleistung, Denken und Orientierung
Iatrogene Problematik die Folgen, die sich aus der Vielzahl der zu behandelnden Erkrankungen und auch derer Medikation ergeben.

Die in der Praxis bedeutungsvollste Problematik ist neben ‚spezifischer Medikationsprobleme' der ‚Wasserhaushalt des Patienten' . Der tägliche Flüssigkeitsbedarf liegt bei durchschnittlich mindestens 2 Litern. Kaffee hat auf den Flüssigkeitshaushalt keinen nachteiligen Effekt. Der Flüssigkeitsbedarf steigt bei körperlicher Anstrengung und durch Schwitzen. Der Körper verliert außerdem immer Flüssigkeit über die Atmung und die Haut, selbst wenn er nicht schwitzt [2].

Mit zunehmendem Alter sinkt bei Störungen die Anpassungsfähigkeit der Niere. Das Durstgefühl ist ebenfalls verringert. Auch bei zu geringer Flüssigkeits- und Salzaufnahme scheiden die Nieren alter Menschen größere Mengen Wasser und Natrium aus. Diese Veränderungen greifen direkt in Regulationsmechanismen des Wasserhaushaltes ein. Alte Menschen haben weniger Durst. Oft bemerken sie deshalb einen Flüssigkeitsmangel gar nicht.

Ein Missverhältnis zwischen Aufnahme und Verlust von Wasser hat aber erhebliche Auswirkungen auf das Herz, den Blutdruck und die Organdurchblutung, auf die Körpertemperatur und auf die Großhirnfunktion (bemerkbar durch erhöhte Reizbarkeit, Bewusstseinstrübung, Krampfneigung). Wir kennen folgende Symptome:
Durst (im Alter eingeschränkt), trockene Haut und Schleimhäute, Kau- und Schluckprobleme, Muskelkrämpfe, Schwächegefühl, Kopfschmerzen, Konzentrationsstörungen und Schwindel.
Damit kann es auch bei Behandlungen zur Verwirrtheit, Bewusstseinsstörungen und Kollaps kommen. Übrigens ist durch das Auftreten von Konzentrationsstörungen, Verwirrtheit, Schwindel etc. die Gefahr von Stürzen sehr hoch [3].

2.1.2 komplementär-alternativ

Westliche und asiatische Naturheilverfahren werden erfolgreich bei funktionellen Erkrankungen der Halte- und Stützgewebe eingesetzt. Sie bieten zusätzliche Therapieoptionen zu den bereits etablierten Verfahren der Physiotherapie, Ergotherapie, Logopädie und Psychologie.

Eine andere und sehr wichtige Indikation komplementär-alternativer Maßnahmen ist die bei funktionellen Gesundheitsstörungen (gastro-intestinale Probleme, Verstopfungen und Durchfälle). Alleinstehende ältere Menschen, haben meist wenig Interesse am Essen. Das führt nicht selten zu einem erhöhten Verbrauch an Fertig-Mahlzeiten. Fertigkost ist in der Regel keine ‚ausgewogene Ernährung' . Sie enthält zu wenig Ballaststoffe. Bedauerlicherweise wird diese Kost auch oft von Menschen bevorzugt, die Mundprobleme und schlecht sitzende Prothesen haben. Bei geringem Interesse an Mahlzeiten wird zudem die Flüssigkeitsaufnahme vernachlässigt. Nebenwirkungen von Medikamenten (unter anderem starke Schmerzmittel, außerdem einige Medikamente gegen psychiatrische Erkrankungen) oder Nebenwirkungen einiger Krankheiten (unter anderem Diabetes, Schilddrüsenerkrankungen, Depressionen) bedingen aber gastro-intestinale Probleme. Auch Bewegungsarmut und zu geringe Flüssigkeitsaufnahme tragen zur Entwicklung einer Verstopfung bei.

> Die *komplementäre Geriatrie* soll durch Mobilisieren, integrative medizinische Behandlung und naturheilkundliche Pflege den Gesundheitszustand, die Lebensqualität und die Alltagsfähigkeit von Senioren deutlich verbessern [4].
> Die *komplementäre Geriatrie* betrifft Aktivitäten des täglichen Lebens, Lebensqualität, Kognition, Sturzrisiko, Medikamentenverbrauch, Krankenhausaufenthalte [5].

In der ‚Altersheilkunde' werden viele komplementäre Untersuchungs- und Therapieverfahren eingesetzt. Allen gemeinsam ist, dass sie in der Regel vom Patienten sehr gut angenommen werden. Das ist wichtig. Eine große Schweizer Studie erklärt dies so, dass Patienten in der Alternativmedizin eine bessere Qualität der Kommunikation und Information empfinden, als bei Medizinern herkömmlicher, so genannter Schulmedizin. Das bedingt, dass die betroffenen Patienten im Zusammenhang mit Fragen zur Qualität der Arzt-Patient-Kommunikation diese bei Patienten in alternativmedizinischen Behandlungen sehr viel besser bewerten, als bei der herkömmlichen Medizin. Der Grad der Zufriedenheit ist im Durchschnitt anderthalb mal so hoch! Deutlich wird aus den Ergebnissen der Studie also, dass die Qualität der Kommunikation mit dem Arzt ein zentraler, wenn nicht sogar „der" beherrschende Einflussfaktor für die Patientenzufriedenheit ist [6].

In diesem Zusammenhang gibt es aber noch eine andere Anschauung. Nicht allein die bessere Kommunikation mit dem Patienten spielt eine große Rolle bei der medizinischen Versorgung. Viele Patienten suchen nicht immer und ausschließlich nur eine Gesundung von Krankheitssymptomen. Möglicherweise erfüllt das Gespräch mit dem Arzt für eine bestimmte Patientengruppe auch die Funktion einer niederschwelligen Mitteilung psychosozialer Probleme [7].

2.1.3 integriert-salutogenetisch

Die Beschäftigung mit der Salutogenese konzentriert den Heilberufler vor allem auf die Stärken, Kompetenzen und Ressourcen einer Person. Gerade die Alters-Medizin kann von einer Ressourcenorientierung profitieren. Die Praxis sollte auf die besonderen Erfordernisse bei älteren Patienten Wert legen und nicht nur Mittel und Wege der allgemeinen ärztlichen und zahnärztlichen Befunderhebung und Therapie nutzen, sondern auch Instrumente zur Diagnostik verschiedener Ressourcen darstellen, zum anderen Befunde zu positiven Konsequenzen dieser Ressourcen im Alter zusammenzufassen. Dazu gehört die Besprechung emotionaler Ressourcen (positiver Affekt, Lebenszufriedenheit, Selbstwerterleben) mit dem Patienten. Dazu kommen motivationale Ressourcen (Kontrollüberzeugung, Selbstwirksamkeits-Erwartung, dispositionaler Optimismus, optimistischer Attributionsstil, Hoffnung und intrinsische Lebensziele). Dazu gehören auch volitionale Ressourcen (Handlungsorientierung, Selbstregulation und Selbstkontrolle, Aufmerksamkeitsregulation, Emotionsregulation), interpersonale Ressourcen (Bindung, Altruismus, soziale Verantwortung, Vergebung, Humor) und soziale Ressourcen (soziales Netzwerk, soziale Unterstützung, Partnerbeziehungen) [8].

Die Medizin akzeptiert aber auch, dass sich bestimmte Patienten in der Rolle der kooperierenden Partner besonders eignen und vereinbart damit auch eine Wertung. Dies sind Patienten, die

- sich im Alltag gesundheitsbewusster verhalten, ein anderes Verhältnis zu ihrem Körper haben,
- eine „sanftere" Medizin bevorzugen und Selbstheilungskräften eine große Rolle für Therapie und Rekonvaleszenz zuerkennen
- mehr Kommunikation und soziale Unterstützung in der medizinischen Versorgung suchen, zum Teil auch emotionalen Beistand und „Seelsorge", mehr „sprechende Medizin" und im weitreichendsten Fall sogar psychotherapeutische Momente
- das Thema Gesundheit und Krankheit für sich selbst entdeckt haben, sich sehr intensiv um Informationen zu Krankheitsursachen wie Therapie-Möglichkeiten bemühen
- die alleinige Experten-Rolle des Arztes als einzig Kompetenten nicht anerkennen, im Behandlungsprozess aktiv mitwirken und auch Entscheidungen selber treffen oder zumindest mittragen möchten

Es sind sehr viel häufiger ‚präventionsorientierte Patienten', solche mit höherem Bildungsniveau, Patienten, die besser informiert sind über Krankheitsursache und Behandlungsmöglichkeiten und die diese Wissensressourcen dann auch in die ärztliche Sprechstunde einbringen möchten.

Hierbei ist zu berücksichtigen, dass die individuelle Sicht die „Gesellschaft des langen Lebens", in der wir uns befinden, mit einem auffälligen Jugendkult kontrastiert.

Ein übersteigertes Jugendlichkeitsideal umfasst dabei die Vision ewiger Jugend und Fitness. Technokratisches Denken blendet Themen wie Alter und Tod konsequent aus und versteigt sich im Wahn technischer Besiegbarkeit des Alterungsprozesses. Im Zeitalter der langlebigen Gesellschaft wird allerdings auch die Landschaft des Alters erforscht. Dass diese Landschaft nicht nur karg und steinig ist, sondern dank medizinischem Fortschritt und gesundheitsfördernder Lebensweise auch sanft, hat der Schweizer Psychotherapeut C.J. Jung in der Form von Landkarten gelingenden und misslingenden Alters beschrieben [9].

Die Biologen haben im Rahmen der wissenschaftlichen Bearbeitung von Systemtheorien ein einfach anzuwendendes Modell aus so genannten Metatheorien entwickelt. Seine Darstellung entstand aus Beobachtungen gemeinsamer Gesetzmäßigkeiten und deren prinzipieller Grundlagen. Ein Modellsystem ist hierbei eine Einheit aus Elementen – mehr als deren bloße Summe. Die Elemente haben untereinander und zu anderen Systemen Beziehungen: Solche Wechselwirkungen können selbstverständlich über die Eigenschaften der Elemente Hinausgehendes bewirken und als praxisfähigen Modelle gelten. Es ist erlaubt, die Konsequenzen solcher Modelle zu befolgen, um persönliche Interessenschwerpunkte und damit das Nutzungsverhalten der Klienten und Patienten in der Praxis zu ändern und die damit verbundenen praktischen Aktivitäten anzugleichen [10].

In diesen Modellen werden verschiedene Altersbilder einander gegenübergestellt:
Das ‚Defizitmodell' des Alters umfasst das Bild des „Seniums", das Abbau, Verfall, Nutzlosigkeit, Hilfsbedürftigkeit beinhaltet.
Diesem steht das ‚Kompetenzmodell', das „Senectus" gegenüber. Das ‚Kompetenzmodell' orientiert sich an den Ressourcen, an der inneren Kraft, den letzten Lebensabschnitt zu meistern und so zu einem reifen Herbst zu gelangen.
An Modellen orientiert sich auch der Aufbau von diagnostischen (Erfassungs-) und therapeutischen Systemen. Sie sind im medizinnahen Umgang mit Klienten und Patienten zu prüfen und zu üben. Jede Medizin hat ihr eigenes System. Die europäische Medizin ist vor allem einerseits auf Fallbeobachtungen und andererseits auf Evidenz gestützt. In anderen Systemen herrscht das Zusammenhängen von medizinischer Praxis mit zentralen spirituellen Grundlagen vor.

Biologische, psychische, soziale und geistige Determinanten bestimmen das ‚menschliche Gelingen' im Alter. Dabei besteht vor Allem die Furcht der Menschen, bald das Leben zu verlieren, ohne wirklich gelebt zu haben. Menschen fürchten ebenso, Menschen verloren zu haben, denen man Vieles schuldig geblieben ist. Das Gelingen ist ein hauptsächlich emotional geprägtes Ziel, das wie Gelungenes Lehren und Gelungenes Lernen Zufriedenheit der Handelnden bedeutet. Im Umgang mit Alten ist das Gelingen die ausdrückliche ‚Compliance', dass der Klient oder Patient im heilberuflichen Kontakt von den notwendigen Veränderungen überzeugt ist, sich als Teil davon versteht und die Umsetzung therapeutischer Ziele selbst vorantreibt. Das grenzt selbstverständlich an intellektuelle Grenzen.

Im Alter kann der Geist vereisen. Man spricht dann vom verbitterten Greisentum. Vereisung ist trauriger Sinnverlust in spiritueller Verarmung und Hoffnungslosigkeit in fehlender Bezogenheit auf Ewiges, ohne den Mut, der Vergänglichkeit ins Gesicht zu blicken. Das ist eine Problematik, die auch alle heilberuflichen Leistungen beeinflussen kann. Ihr kann man sehr wohl begegnen und einen Teil der Vereisung lösen. Die Praxis sollte sich einfach auf das Wesentliche beschränken, die Hatz nach schneller Heilung zügeln. Der Mensch kann besser gesunden, wenn er weiß, dass dies nur stufenweise möglich ist. Indem der Mensch dadurch lernt, die Gedanken in den eigenen Körper zu lenken, wird er für Alles verständiger. Er sollte in seine eigene geistige Alterskompetenz geführt werden, die eine Einsicht in die gewonnene Erfahrung und den Überblick bringt. Damit wird der Betroffene frei von wachsender Abhängigkeit vom Urteil Anderer. Er befreit sich auch vom „Laster der Ungeduld", das so manchen Patienten während seiner medizinischen und pflegerischen Behandlung befällt.

Alterslandschaften sind gekennzeichnet von Verlustbewältigung und Bereitschaft auf neue Prüfungen, von leidiger Last und köstlichem Gewinn. Die Utopie ewiger Jugend ist ein gewaltiges Hindernis, sich rechtzeitig in die Kunst des Alterns einzuüben.

2.1.4 Glossar (in alphabetischer Reihenfolge)
(dies ist eine Übersicht, kein Ersatz der persönlichen Recherche zur vertiefenden Kenntnisnahme)

Altruismus	sprachl. Herkunft:	Latein: alter = der andere; der Nächste, Mitmensch. französisch: autrui = ein anderer
	Anwendung:	das Interesse am Wohlergehen anderer unabhängig von eigennützigen Zielen und Ergebnissen
Attribution	sprachl. Herkunft:	Latein: attribuere = zuteilen, beimessen; attributio = Anweisung, Attribut
	psychol. Anwendung:	Zuschreibung von Eigenschaften und Ursache-Wirkung-Beziehungen auf das individuelle Handeln mit den daraus entstehenden Konsequenzen für das Erleben und Verhalten
dispositional	sprachl. Herkunft:	Latein: disponere = geordnet darstellen; dispositio = gehörige Anordnung
	psychol. Anwendung:	Bezeichnung für die individuell unterschiedlich geprägte Bereitschaft, bestimmte Umweltbedingungen mit bestimmten Verhaltensweisen zu begegnen
Geriatrie	sprachl. Herkunft:	griechisch: γέρων (gérohn) = Greis; ιατρεία (iatreía) = Heilkunde
	medizin. Anwendung:	der Zweig der Medizin, der sich mit der Gesundheit im Alter sowie den präventiven, klinischen, rehabilitativen und sozialen Aspekten von Krankheiten beim älteren Menschen beschäftigt [11].
iatrogen	sprachl. Herkunft:	griechisch: ιατρός (iatrós) = Arzt; γίγνεσθαι (gígnesthai) = erzeugt werden
	medizin. Anwendung:	durch ärztliches Handeln verursachte Komplikation
intrinsisch	sprachl. Herkunft:	Latein: intrinsecus = im Inneren, einwärts
	psychol. Anwendung:	eigenbestimmt handeln und Ziele setzen
motivational	sprachl. Herkunft:	Latein: movere = in Bewegung setzen; motus = Antrieb, Begeisterung
	psychol. Anwendung:	nach individuellen Zielen und Wünschen autonom geprägtes Verhalten und Handeln
volitional	sprachl. Herkunft:	Latein: velle = wollen; voluntas = Wille, Entschluss
	psychol. Anwendung:	Maß der Entschlossenheit zur tatkräftigen Umsetzung individueller Vorstellungen, Vorhaben und Zielen

2.1.5 Literatur:

[1] Nikolaus Th (2000): Geriatrie in Wissenschaft und Forschung. Internist. (41)6: 504-507
[2] Spranger H (2004): Altern als heilberufliche Handlungskatastrophe? CO'MED 10(07):38-42
[3] Spranger H, Hommel H R (2004): Heilberufliche Hilfen unter ärztlicher Handlungsführung. CO'MED 10(08):106-111
[4] http://www.pflegestationpollex.de/dokumente/Projektplan_CAMGER_2 [abgenommen 2013-01-31]
[5] http://epidemiologie.charite.de/fileadmin/user_upload/microsites/m_cc01/epidemiologie/Projekte_de/CAMGERde.pdf [abgenommen 2013-01-31]
[6] Klazien Matter-Walstra, Schoeni-Affolter F, Widmer M & Busato A (2008): Patient-based evaluations of primary care for cardiovascular diseases: a comparison between conventional and complementary medicine. Journal of Evaluation in Clinical Practice 14(1): 75-82.
[7] http://www.forum-gesundheitspolitik.de/artikel/artikel.pl?artikel=1119 abgenommen 2013-01-29
[8] Forstmeier S, Uhlendorff H & Maercker A (2005): Diagnostik von Ressourcen im Alter. Assessment of Resources in the Elderly. Z Gerontopsychologie & -psychiatrie 18(4): 227–257
[9] Stein M, Denzel S & Naumann S (2009): C. G. Jungs Landkarte der Seele. Eine Einführung. Patmos Düsseldorf. ISBN 978-3-491-40151-8
[10] Orlinsky D, Howard K (1986): Process and Outcome in Psychotherapy. In: Garfield S L & Bergin A E (Hrsg.): Handbook of Psychotherapy and Behavior Change. 3. Auflage. Wiley, New York 1986, S. 311–384.
[11] http://www.euro.who.int/__data/assets/pdf_file/0003/114087/ICP_RUD_113_ger.pdf [abgenommen 2013-01-31]

Aufgabe:

Sie erhalten eine Bestätigung und Kontrolle Ihres erworbenen Wissens, indem Sie die Fragestellungen des ‚WWW-Codes' beantworten:

1. „Was sagt der Textinhalt aus und welche Meinung gibt er wieder?"
2. „Was haben Sie in Internet und Literatur dazu gefunden?"
3. „Was ist der Kerninhalt der Aussagen?"

2.2 Systemische Zusammenhänge

2.2.1 konventionelles Wissen

> Mit *System* wird eine komplexe Menge von Elementen bezeichnet, die als *Subsysteme* untereinander sowie mit der äußeren Umgebung durch Wechselwirkungsbeziehungen verknüpft sind.
> In der Medizin versteht man unter *Subsystemen* die Summe von Organen und Organabschnitten, die informativ untereinander vernetzt sind und miteinander kommunizieren [1].
> Die Beziehungen der *Subsysteme* untereinander sind unterschiedlich in Art, Anzahl und Ausprägung und daher kennzeichnend für die Außendarstellung des Gesamtsystems.

Zur Diagnose und Therapie werden Krankheiten nach ihrer Ursache, Pathogenese und Symptomatik eingeteilt. Entsprechend werden nosologische Klassifikationen vorgenommen, um auf der somatischen Ebene vor allem in akute und chronifizierende sowie chronische Krankheiten unterscheiden.

Hierbei liefert für die Einteilung akuter Krankheitsbilder sowie der Intensiv-, Notfall- und Unfallmedizin die Theorie der ‚Zellularpathologie' die offizielle wissenschaftliche Basis.
Für chronische und chronifizierende Krankheiten bestehen dagegen in der herkömmlichen Medizin keine offiziell anerkannten Kriterien. Zwar werden ‚systemtheoretische' Ansätze diskutiert, mit einer sich hieraus ableitenden ‚System Medizin" wird sich allerdings bislang nur zögerlich auseinandergesetzt.

Der Begriff ‚Zellularpathologie' wurde im 19.Jh. von Rudolph Virchow geprägt, wonach gemäß der ‚Sukzessionslehre' jede Körperzelle von einer Zelle abstimmt und somit eine grundsätzliche zelluläre Organisation des Organismus besteht. Die Zelle ist demnach die kleinste lebende Einheit im Körper, von der alle physiologischen wie auch pathologischen Formen hervorgehen. „,,[...]..Ich formuliere die Lehre von der pathologischen Generation, von der Neoplasie im Sinne der Cellularpathologie einfach: omnis cellula e cellula." [2] Virchow bezeichnete sie als das „letzte eigentliche Form-Element aller lebendigen Erscheinungen" [2]. Demnach sind „alle pathologischen Formen entweder Rück- und Umbildungen oder Wiederholungen typischer physiologischer Gebilde" [2].
Seither werden morphologische Veränderungen als das eigentliche Wesen von Krankheiten betrachtet. Diese Einstellung entspricht dem Ursache-Wirkungsprinzip des Newton'schen Physikverständnisses.
Am Beispiel der Windpocken kennt man den Erreger, seine Inkubationszeit, das Krankheitsbild, also den Krankheitsverlauf bis zu ihrem Ende.
Ähnliche ‚monokausale' Zusammenhänge bestehen bei den herkömmlichen Notfall- und Unfallerkrankungen. Entsprechend ursachenbezogen ist auch die hierfür adäquate Therapie.

Nicht erfasst werden von diesem Paradigma dagegen Gesundheitsstörungen, die zwar morphologische Veränderungen aufweisen können, jedoch eine herkömmliche direkte Ursachen-Wirkungsbeziehung ausschließen. Hier müssen mehrere Gründe vorliegen. Mögliche Auslöser für solche multifaktoriell bedingte Erkrankungen können in der Umwelt liegen, wobei sich diese nicht als eine minimale Ausstattung lebensnotwendiger Faktoren darstellt, sondern als ein komplexes und dynamisches System aus ‚physiologischer' , ‚ökologischer' ‚kosmischer' und ‚sozialer Umwelt' , die sich ihrerseits in weitere individuell unterschiedliche Umwelt-Subsysteme verzweigen.

Mit allen diesen Faktoren steht der Organismus in interaktiven Beziehungen. Daher können sich Veränderungen und Störungen dieses Systems langfristig gesundheitsschädigend auswirken, sowohl auf der somatischen als auch psychischen Ebene, oder auch als Ausdruck einer Erkrankung auf beiden gleichzeitig bestehen. Die persönliche Konstitution spielt hierbei eine wesentliche Rolle.

Hier kann die ‚Systemmedizin' greifen. Sie gilt als ein relativ junges Konzept, das mit Hilfe systemmedizinscher Ansätze „...[...]...eine neue Dimension des Verständnisses von molekularen Netzwerken und ihrer Rolle in pathophysiologischen Prozessen erreichen, sowie die Basis für präzisere und damit wirksamere Therapien schaffen soll"... [3] „...[...]...Es bedarf neuer strategischer Herangehensweisen, um grundsätzliche Verbesserungen in der Qualität der Medizin zu ermöglichen...[...]...Der Einsatz systemorientierter Techniken...[...]...zur verbesserten Behandlung von Patientinnen und Patienten, der schon in einzelnen Spitzenkliniken weltweit erfolgt, soll ausgebaut werden."...[...]..." [3] ...Hierfür hat jetzt das ‚BMBF' (Bundesministerium für Bildung und Forschung) Förderrichtlinien angesetzt, „...[...]...um der Etablierung der ‚Systemmedizin' in Deutschland den Weg zu bereiten" [3].

2.2.2 komplementär-alternativ

Komplexe Systeme sind dynamisch, selbstorganisatorisch und selbstbezüglich interaktiv.
Eingriffe in *komplexe Systeme* sind problematisch, weil dadurch unerwünschte Wirkungen verursacht werden können.

Nach chemischer und physikalischer Definition sind Lebewesen hochkomplexe, hochorganisierte, selbstregulatorische Formen der Materie [4]. Unter diesen Aspekten ist ‚Leben' von definierten chemisch-physikalischen Abläufen abhängig, die existentiell wichtige energetische Reaktionen bewirken. Doch selbst bei stimmgen Bedingungen lässt sich ‚Leben' nicht mit ‚Gesundheit' gleichsetzen, denn ‚Leben' ist lediglich ein Seinszustand, der gleichermaßen Krankheit wie Gesundheit betrifft. So wie es in der Biologie auf innere und äußere Reize keine für alle Organismen gleichermaßen deckungsgleiche Reaktionen gibt, kann es auch keine allgemeingültige ‚Gesundheit' geben.
Nach systemtheoretischer Auffassung sind Biologische Prozesse das Ergebnis komplexer dynamischer Interaktionen in und zwischen Zellen, Organen sowie gesamten Organismen [3]. Demnach sind Gesundheit und Krankheit Ausdruck individuell unterschiedlicher Reaktionsmuster.
Unter pathogenetischer Sicht können Krankheiten je nach ihrer Dimensionalität unterschiedlich kategorisiert werden, so lässt sich der Verlauf von einschichtigen, akuten Krankheiten weitgehend vorhersagen und therapeutisch steuern. Krankheiten, die sich durch ihre Vielschichtigkeit nicht eindeutig beschreiben lassen, werden mit ‚komplex' bezeichnet; sie sind meistens chronisch.

Im Gegensatz zu akuten, benötigen chronische Krankheiten für ihre Entwicklung und Manifestierung immer einen längeren Zeitablauf, sie sind also nicht die Folge unmittelbarer viral oder bakteriell bedingter Zellreaktionen, sondern das Langzeit-Ergebnis dynamischer Vorgänge.
Daher sind Verlauf und Status einer Erkrankung solange nicht beeinflussbar, wie nicht ihre Ursachen bekannt sind.
Hierunter zählen vor allem die ‚Zivilisationskrankheiten' . Diese sind in der Bevölkerung weit verbreitet und ihre Behandlungsmaßnahmen daher ein sozialwirtschaftlich wesentlicher Kostenfaktor. Zu diesen sozioökonomisch bedeutsamen sogenannten ‚Volkskrankheiten' zählen Krebs-, Herz-Kreislauf-Erkrankungen, neurologische oder psychische Erkrankungen, gegen sie gibt es noch immer keine nachhaltig zufriedenstellende Behandlungsmöglichkeiten. Entsprechend bewirken herkömmliche, bewährte Medikamente bei bis zu 70% der behandelten Patienten keine wesentliche Verbesserungen ihres gesundheitlichen Zustandes [3].

Demnach ist die traditionell in der Medizin vorherrschende, häufig auf einzelne oder wenige Faktoren ausgerichtete Herangehensweise nicht dazu geeignet, komplexe chronifizierende und chronische Erkrankungen zu erfassen. Diese benötigen die herkömmlichen Vorgehensweisen erweiternde Theorien, Diagnostiken und Therapien.

Unterstellt man jedem Organismus die Fähigkeit der ‚Selbstregulation' zum Erhalt seiner individuell für ihn passenden Gesundheit und berücksichtigt seine Stellung in seiner Umwelt, so ist jedes Lebewesen als ein mehr oder weniger offenes System zu verstehen, das auf den ständigen Zufluss und Abgabe von Materie, Energie und Information mit der Umwelt angewiesen ist [4].

Somit ist der gesundheitliche Zustand Ausdruck der individuellen ‚Regelkapazität' des Systems und seiner Subsysteme, wobei der ‚gesundheitliche Zustand' sowohl die physische als auch psychische Verfassung betrifft.
Die ‚Regelkapazität' ist jedoch keine konstante, sondern eine dynamische Größe, die von den ‚quantitativen' und ‚qualitativen' Einflüssen der Umwelt bestimmt wird. Hierbei drückt ‚quantitativ' die Anzahl und ‚qualitativ' die Ergiebigkeit dieser Interaktionen aus [5]. Jede Interaktion ist ein Reiz, der auf irgendeine Art vom Körper beantwortet wird. Letztlich hängt es von der jeweils angeborenen oder erworbenen Konstitution ab, wie das System Mensch in seiner Gesamtheit mit diesen Dauerreizen umgeht. Da das Gesamtsystem allerdings nur so gut wie seine einzelnen Subsysteme ist, kann eine hier angeborene Schwäche oder erworbene Schädigung die Konstitution bestimmen.

Hier setzen komplementäre Verfahren an, deren theoretische und praktische Ansätze die Komplexität des Menschen und seiner Umwelt erfassen. Indem sie an Erkrankungen nicht nur deren symptomatische Therapie vornehmen, sondern vor allem ihre Ursachen, Auslöser und Vielschichtigkeit herausfinden und behandeln, sind ‚Heilungen' möglich. Sie werden entweder in Kombination mit herkömmlichen Verfahren oder auch als alternative Methode angewendet. Bei der möglichen Heilungen handelt es sich jedoch nicht um eine restitutio ad integrum.

2.2.3 integriert-salutogenetisch

Chronische, komplexe Krankheiten folgen eigenen Gesetzen, die sich nicht über die traditionellen Ursachen-Wirkungsbeziehungen erklären lassen. Aber auch die Erfahrung, dass akute, ansteckende Krankheiten nicht zwangsläufig jeden Menschen infizieren müssen, lässt sich über die herkömmlichen Argumentationen nicht eindeutig begründen. Zwar sind die physiologischen immunologischen Vorgänge bekannt, jedoch gibt es keine eindeutigen Aussagen zu den individuell verschieden ausgeprägten Immunqualitäten, die Menschen unterschiedlich krankheitsanfällig machen. Folglich muss es labortechnisch nicht erfassbare Mechanismen geben, die die Immunkapazität regeln.

Hier greift die Theorie von sich selbst steuernden ‚Regelabläufen', die über die informatorische Ebene Korrekturen im Organismus vornehmen. ‚Regelabläufe' lassen sich allerdings nicht über herkömmliche Argumentation auf der Basis der ‚Zellularpathologie' erklären.

Daher wurde zum besseren Verständnis aus der Regelungstechnik das ‚Regelkreismodell' übernommen, mit Stör- und Stellgrößen, Führungsgrößen, Korrekturmechanismen, Ist- und Sollwerten. Das Merkmal eines Regelkreises ist seine autonome Selbststeuerung über Informationstransfer. Vorgänge, wie sie sich am Beispiel eines Heizungskreislaufes abspielen, bei dem über einen Temperaturfühler Ist- mit Sollwerten verglichen werden und bei abweichendem Istwert ein Signal an den Brenner abgeht, bis Ist- und Sollwert wieder übereinstimmen und er sich daraufhin automatisch abschaltet.
Dies klingt einfach. Allerdings bestehen biologische Systeme aus unzähligen Subsystemen, die sich sämtlich untereinander in wechselwirksamen Beziehungen befinden, ebenso nach außen, jede erfolgende Reaktion bewirkt eine weitere. Diese Subsysteme splitten sich bis in den Nano-Bereich. Ein Nanometer ist ein Milliardstel Meter (10^{-9}m). Diese Größenordnung betrifft beim Menschen den intrazellulären Bereich.
Diese Aufspaltungen sind nicht willkürlich, sondern mustergebunden. Jedes dieser Systeme ähnelt dem vorherigen größeren, das System Mensch besteht also aus ‚selbstähnlichen' Subsystemen, aus den verkleinerten Kopien ihrer selbst.
Mit ‚Selbstähnlichkeit' wird die Eigenschaft von rechnerischen Modellen oder Strukturen benannt, wenn nach Vergrößerung ein Teil davon dem ursprünglichen ähnlich ist, sich also ein Objekt näherungsweise selbst widerspiegelt. Hierfür finden sich in der Biologie und der Umwelt viele natürliche Beispiele, die sich einer herkömmlichen mathematischen Beschreibung entziehen [6].

Solche Strukturen unterscheiden sich optisch und vor allem rechnerisch von glatten Objekten, da sie keine ganzzahlige Dimensionalität haben, sondern eine gebrochene. Daher werden sie ‚Fraktale' genannt, nach dem lateinischen fractus (gebrochen). Ein Beispiel hierfür ist der menschliche Blutkreislauf, er folgt der ‚Selbstähnlichkeit' mit seinen Aufteilungen bis in die feinsten Kapillaren.

Ein System lebt durch seine Dynamik, Voraussetzung für seine Funktion ist die Qualität der Information. Diese ist weder Materie noch Energie, kann aber an beides gebunden sein, also auch über elektromagnetische Schwingungen erfolgen [7].

Die Zelle ist das kleinste Subsystem im System Mensch und somit die kleinste, selbstständige Funktionseinheit. Zur Sicherung ihres inneren Milieus ist sie von einer 6-8 Nanometer starken Membran umgeben. Durch diese Membran findet ein ständiger aktiver Transport von bestimmten Ionen statt, den die Zelle in ihr Stoffwechselnetz einbezieht. Dieser aktive Ionentransport findet sehr regelmäßig statt und führt durch die strukturelle Koppelung der Zellen zu ‚rekursiven Interaktionen' mit den im Milieu befindlichen Ionen [8]. ‚Rekursiv' bezeichnet die Definition einer Funktion durch sich selbst [9]. Ein Beispiel ist die Kaffeedose, auf der eine Frau zu sehen ist, die genauso eine Kaffeedose hält, auf der wiederum eine Dose abgebildet ist mit der Abbildung der gleichen Frau wie sie Kaffeedose hält usw.

Die zelluläre strukturelle Koppelung lässt Wechselwirkungen nur mit bestimmten Ionen zu, andere Ionen führen dagegen zu schädlichen strukturellen Veränderungen. Somit ist die Zelle mit ihren Organellen der kleinste Regelkreis im Organismus.

Das System Mensch besteht also aus unzähligen Subsystemen, die alle interaktiv mit der für sie jeweiligen Außenwelt verbunden sind. Daher kann, je nach seiner Struktureigenschaft, für ein System die Außenwelt auch im Körperinneren liegen. Ein biologisches System ist grundsätzlich dynamisch, Stillstand würde zu seinem Untergang führen. Daher braucht es den ständigen Wechselwirkungsaustausch mit seiner Umwelt, um hierauf zu reagieren, dadurch seine Dynamik aufrechtzuerhalten und im Bedarfsfall zu regulieren. Die Qualität der Stimuli bestimmt seine Regulationskapazität. Ständige leichte Reize fördern, häufige starke oder pathologische beanspruchen und schwächen.

Demnach können Stimuli Ressourcen aufbauen und stärken, sind also salutogenetisch wirksam. Es hängt von der Stabilität der Ressourcen ab, inwieweit pathogene Einflüsse reguliert werden können, oder sie das System entregulieren und schädigen.

Nach salutogenetischem Verständnis sind bei der Gesunderhaltung die 3 Komponenten des SOC (Sense Of Coherence) in ihren psychosomatischen Auswirkungen wesentlich. ‚Verstehbarkeit' , Handhabbarkeit' und ‚Bedeutsamkeit' bestimmen den Umgang mit akuten und chronischen Stressoren. Hierbei ist in der Reihenfolge die motivationale Komponente der ‚Bedeutsamkeit' am wichtigsten, denn sie steuert die ‚Verstehbarkeit' und die ‚Handhabbarkeit' [10]. Diese 3 Komponenten bestimmen daher auch die Qualität der Ressourcen und der Regulationskapazität des Systems Mensch.

2.2.4 Glossar (in alphabetischer Reihenfolge)
(dies ist eine Übersicht, kein Ersatz der persönlichen Recherche zur vertiefenden Kenntnisnahme)

adäquat	sprachl. Herkunft:	Latein: adaequare = gleichmachen
	Anwendung:	einer Situation oder Sache angemessen
Ätiologie	sprachl. Herkunft:	griechisch: αἰτία (aitía) = Ursache, Grund.
		λόγος (lógos) = Wort, Darstellung, Grundsatz
	medizin. Anwendung:	Lehre von den Krankheitsursachen
autonom	sprachl. Herkunft:	griechisch: αὐτός (autós) = selbst. νόμος (nómos) = Gesetz. αὐτόνομος (autónomos) = selbstständig, unabhängig
	Anwendung:	nach eigenen Gesetzen selbstständig handeln
monokausal	sprachl. Herkunft:	griechisch: μόνος (mónos) = allein, einzig, nur
		Latein: causa = Grund, Ursache
	Anwendung:	durch eine einzige Ursache bedingt, wobei sich das Endergebnis auf genau diesen Auslöser zurückführen lässt
Morphologie	sprachl. Herkunft:	griechisch: μορφή (morphé) = Form, Gestalt.
		λόγος (lógos) = Wort, Darstellung, Grundsatz
	medizin. Anwendung:	Lehre von der Form und Struktur des Körpers sowie seiner inneren Organe
nosologisch	sprachl. Herkunft:	griechisch: νόσος (nósos) = Krankheit. λόγος (lógos) = Wort, Darstellung, Grundsatz
	Anwendung:	schematische Identifizierung von Krankheiten und ihren Verläufen zu ihrer Klassifizierungen und Inventarisierung
Paradigma	sprachl. Herkunft:	griechisch: παράδειγμα (parádeigma) = Beispiel, Vorbild, Muster
	Anwendung:	Begriff für die eine Wissenschaft in einem bestimmten Zeitraum prägenden allg. akzeptierten Auffassungen [4]
Pathogenese	sprachl. Herkunft:	griechisch: πάθος (páthos) = Leid. γένεσις (génesis) = Werden, Entstehen
	medizin. Anwendung:	Entstehung, Entwicklung und Verlauf einer Krankheit
Restitutio ad integrum	sprachl. Herkunft:	Latein: restitutio = Wiederherstellung. ad = bei, bis zu integrum = unverletzt, unverwundet, gesund, wohlauf
	medizin. Anwendung:	die vollständige Ausheilung einer Krankheit/Verletzung mit der Wiederherstellung des Körpers in den vorherigen unversehrten Zustand
sozialökonomisch	sprachl. Herkunft:	Latein: societas = Gesellschaft, Gemeinschaft; griechisch: οἶκος (oíkos) = Haus, Wohnung; νόμος = (nómos) Ordnung, Gesetz; οἰκονομία (oikonomía) = Haushaltung, Verwaltung
	Anwendung:	Bezug von Krankheiten auf gesellschaftliche Strukturen
Stimulus	sprachl. Herkunft:	Latein: Stachel, Reiz
	salutog. Anwendung:	ein wertfreier Reiz, der je nach individuell vorhandener Ressourcen als Stressor oder Nicht-Stressor definiert wird

2.2.5 Literatur:

[1] Spranger H, Hommel H R (2012): Medizinnah integrierte Salutogenese: Projektbericht 2012 aus der Skizze „Gesundheit in Lebensentwurf, Lebensplanung und Lebensstil" – ein Beitrag zur Regulativen Medizin. GRIN Verlag ISBN 978-3-656-26065-3
[2] Virchow R L K (Hrsg.) (1855): Archiv für pathologische Anatomie und Physiologie und für clinische Medicin. Bd8. Kp1. Druck u. Verlag v. Georg Reimer Berlin
[3] http://www.bmbf.de/foerderungen/20126.php [zuletzt abgenommen 2012-12-16]
[4] http://www.chemieunterricht.de/dc2/wasser/w-leben.htm [zuletzt abgenommen 2012-12-21]
[5] http://wirtschaftslexikon.gabler.de/Definition/paradigma.html [zuletzt abgenommen 2012-12-21]
[6] Schultheiß (1995): LEAN-Management: Strukturwandel im Industriebetrieb durch Umsetzung des Management-Ansatzes. Praxiswissen Wirtschaft;14. Expert-Verlag Renningen-Malmsheim. ISBN 3-8169-1176-5
[7] Hanzl G S (1995): Das neue medizinische Paradigma. Theorie und Praxis eines erweiterten Konzepts. Karl F Haug Heidelberg ISBN 3-7760-1487-3
[8] Maturana H R, Varela F (1990): Der Baum der Erkenntnis. Die biologischen Wurzeln des menschlichen Erkennens. S.85-86. Goldmann Verlag ISBN 978-3-442-11460-3
[9] http://www.uni-leipzig.de/~heck/recursion08/einfuehrung2.pdf [zuletzt abgenommen 2012-12-21]
[10] Antonovsky A, Franke A (Hrsg.) (1997): Salutogenese. Zur Entmystifizierung der Gesundheit. dtsch. erw. Hrsge. dgvt-Verlag Tübingen. ISBN 3-87159-136-X

Aufgabe:

Sie erhalten eine Bestätigung und Kontrolle Ihres erworbenen Wissens, indem Sie die Fragestellungen des ‚WWW-Codes' beantworten:

1. „Was sagt der Textinhalt aus und welche Meinung gibt er wieder?"
2. „Was haben Sie in Internet und Literatur dazu gefunden?"
3. „Was ist der Kerninhalt der Aussagen?"

2.3 Manuelle Unterstützung zahnärztlicher Handlung
(Befunderhebung, manuelle Therapie, Osteopathie, AK)

2.3.1 konventionelles Wissen

Kopf- und Oberkörperbereich sind die Ziele der zahn-medizinischen Intervention. Selbstverständlich erschöpft sich darin nicht die gesamte Leistungsfähigkeit des Zahnarztes, ebenso wenig, wie zahnärztliches Tun nur auf Zähne beschränkt ist. Die auf eine ganzheitliche Betrachtungsweise bezogenen ‚funktionellen Morphologien' werde hier skizziert. Die Mundhöhle ist sowohl Ausgangsort für komplexe Geschehen, als auch Zielort für das wichtige Zusammenspiel der Physiologie und der Pathophysiologie.

Die körperliche Integrität des Menschen ist gebunden an beispielhafte *Ganzheitlichkeit*. Sie ist Merkmal für alle funktionierenden *Sinne*.
Lust und *Wollust* spielen ebenso eine Rolle, wie Ausdrücke von *Frust* und *Depression*.
Die Anziehungsqualität der *Lust* zeigt sich darin, dass sie in direkter Erfahrung von jedermann gewollt wird.
Die *Depression* zeigt sich in mimischen Merkmalen und starren Reaktionen.
Die *Bewegungscharakteristik* der gesamten Kopf-, Kiefer- und Hals-Muskulaturen sind von der Statik und Dynamik des Kopfgelenkes, aber auch von der des gesamten Körpers abhängig.
So wird dieses hoch-sensible System des Menschen auch in allen bio-, psycho- und öko-logischen Beziehungen anfällig und bedarf daher der sorgfältigsten medizinischen Korrekturen.

Der Zahnarzt ist in seinem medizinischen Kompetenzbereich ‚Mundhöhle' allein verantwortlich. Der Zahnarztpraxis kommt daher diese Alleinstellung mit ganz bestimmten Merkmalen zu:

- Der Mund ist Eintrittspforte in den Körper.
- Der Mund ist hochsensibel. Daher sind Empfinden des Berührens (taktil), des Schmeckens (gustatorisch), des Geruches (olfaktorisch) sensomotorisch aktiv, aber auch als exterozeptive Wahrnehmung verbunden mit dem Tasten, der Berührungen und dem Schmerz. Daneben kommt es zu Einflüssen auf die benachbarten Gewebe des Ohres und damit des Hörnerven und dem Gleichgewichtsorgan. Dadurch ist auf dem Wege über den Nasenrachen (Verbindung zum Innenohr: Eustachi-Röhre) sogar die Kopf- und Körperhaltung funktionell und räumlich betroffen.
- Der Mund beinhaltet ebenso Gewebe mit der Fähigkeit von interozeptiven Wahrnehmungen, wie das Desmodont der Zähne (propiozeptiv) und benachbarter Gewebe des Schlundes (viszerozeptiv).
- Der Mund spiegelt Allgemeinerkrankungen wider.
- Der Mund ist Zielorgan bestimmter komplexer Funktionen, die lokal und allgemein wirken und Veränderungen hervorrufen. Dazu gehören die Mastikation (UK-Muskeln), die Mimik (Gesichtsmuskeln), das Schlucken (Halsmuskeln), das Atmen (Brustmuskeln) und die Kopfbewegung (Hals-, Nacken- Schultermuskulatur).

Alle diese Funktionen sind geregelt. Jede Veränderung in ihnen macht Veränderungen im Sinne von Störungen.

Die sicherlich schwierigsten sensitiven und motorischen Zusammenhänge werden hier unter dem Begriff Cranio-Mandibuläre Dysfunktionen (**CMD**) abgehandelt, obgleich zu diesen sehr verschiedene unterschiedliche Symptomkomplexe gehören [1]

Dieses Gebiet wird in Regel von Physiotherapeuten zusammen mit den Zahnärzten bei vorherrschender Mund- und Kieferproblematik behandelt. Zur Behandlung werden sowohl zahntechnische Apparaturen im Munde, als auch Physiotherapie und Logopädie eingeschaltet, Massagen und Bewegungen des Körpers und schließlich die Podologie. Der Arbeitsbereich der Osteopathen gehört ebenso dazu. Dieser hat sich in den letzten Jahrzehnten aus dem Blickwinkel der komplementären Verfahren zur konventionellen Medizin entwickelt und gehört heute zu den hoch spezialisierten Weiterbildungen.

Der Osteopath betrachtet den Körper als Funktionseinheit und grundsätzlich zur Selbstregulierung fähig. Der Osteopath geht davon aus, dass sämtliche Körperfunktionen von der Ent- und Versorgung durch das Nerven- und Gefäßsystem abhängen und dass Gesundung oder sogar Heilung nur durch die Förderung der Selbstheilungskräfte des Körpers möglich ist.

Die Rolle der arteriellen Gefäße ist für die Osteopathie wesentlich. Sie bestimmen die gleichmäßige Versorgung aller organismischer Bereiche mit Sauerstoff und Nahrung. Die Funktion des Körpers bestimme die Körperstruktur und umgekehrt. Störungen in einem Bereich wirken sich daher auch auf andere Bereiche aus. Durch die Behandlung des Knochengerüstes und des gesamten Bewegungsapparates lassen sich Störungen des Organismus beheben. Diese Behandlungen setzen sich zusammen aus sogenannten chiropraktischen und Behandlungen der Haltungskorrekturen. Zu der gezielten Beeinflussung der Nerven- und Gefäßsysteme bedarf es einer sehr guten Kenntnis der periostalen und der verschiebbaren Knochenanteile. In anderen Ländern wird die Osteopathie von konventionell behandelnden Neurochirurgen vertreten [2].

2.3.2 komplementär-alternativ

Ein komplementär kritisch empfohlenes und durchaus alternatives Heilverfahren ist die ‚Angewandte Kinesiologie (**AK**)' . Das Verfahren beruht auf der Annahme, dass sich gesundheitliche Störungen als Schwäche bestimmter Muskelgruppen manifestieren. Der Anwendung geht ein sogenannter „kinesiologischer Muskeltest" voraus. Die Literatur geht davon aus, dass in der AK Begriffe und Lehren aus mehreren traditionellen Meridian- und Elementenlehren verwendet werden. So wird beispielsweise der Begriff ‚Energie' in Anlehnung an die TCM im Sinne von „Lebensenergie" benutzt. Die ‚Kinesiologie' sieht sich selbst als Methode, die den Menschen in seiner Ganzheitlichkeit wahrnehmen soll. Aus der ursprünglichen Applied Kinesiology wurden mehrere darauf aufgesetzte Theorien, die Eingang in die Lehre gefunden haben. Dazu zählen die Behandlung von Neurolymphatischen Reflexpunkten und die Neurovaskulären Reflexpunkte, ebenso wie das „Touch for Health".

Die *Physiotherapie* wirkt auf der mechanischen Ebene primär auf Muskeln, sowie auf Sehnen, Knochen und Gelenke.
Die *Physiotherapie* nutzt physiologische Anpassungsmechanismen zur gezielten Therapie physiologischer Dysfunktionen.

Allgemein ist hingegen für die Praxis der Heilberufler festzuhalten, dass Physiotherapeuten, Ergotherapeuten und Logotherapeuten heute hauptsächlich die komplementären Vorgehensweisen neben den heilberuflichen Masseuren vertreten. Grundlage ist, ebenso wie in anderen Kulturen, die ‚krankengymnastische' Behandlung. Die manuelle Therapie ist nicht mehr von der traditionellen

Spannungs- und Entspannungs-Therapie zu trennen. Hier finden sich auch diverse Konzepte der Medical wellness wieder. Sie sollen sich dem Klienten oder Patienten als „sanfte Medizin" darstellen.

‚Sanft' wird eine Medizin genannt, bei der es um eine ganzheitliche und naturgesetzliche, biologische Sicht gehe, nicht nur hinsichtlich der Therapie, sondern auch bezüglich allgemeiner wissenschaftspraktischer Grundlagen. Sie soll Kausaltherapie sein, die auf Gesetzmäßigkeiten beruht und deshalb nicht nur für jedermann nachvollziehbar sein muss, sondern auch in jedem einzelnen Fall zum selben Ergebnis führt. Sie soll auch reproduzierbare Ergebnisse liefern, also allgemein anerkannt und auf viele Personen übertragbar.

Deshalb werden als krankengymnastische Behandlung von craniomandibulären Dysfunktionen allgemeine Ziele genannt:
- Die Wiederherstellung optimaler Gelenkfunktion in Kiefer und Wirbelsäule
- Die Wiederherstellung optimaler Muskellänge und
- damit der Valenz der am Körper beidseitig gelegenen Muskeln
- die Wiederherstellung optimaler Körperhaltung im Sitzen, Stehen und Liegen
- die Vermeidung von Fehlbelastung im Kausystem
- die Funktionswiederherstellung

Das soll erreicht werden durch:
- ein häusliches Übungsprogramm zur Funktionswiederherstellung und
- seine häusliche Übung für die Periode der Beschwerden, aber auch
- zur Vorbeugung wiederkehrender Beschwerden.

Ein häufiger manueller Therapiegriff ist Traktion am Kiefergelenk

Die ‚Krankengymnastik' ist auf den Bewegungsablauf des Kiefers und die Zusammenhänge mit den Bewegungsabläufen der gesamten Kopf-, Hals- und Wirbelsäulenbereich fokussiert.
Die ‚Logopädie' ist mehr auf den Mundbereich selbst fokussiert.

2.3.3 integriert-salutogenetisch

Alle Empfehlungen zur integriert-salutogenetisch angesetzten Vorgehensweise in Theorie und Praxis des Heilberuflichen fußen auf der ‚Medizinnah Integrierten Salutogenese' . Das bedeutet eine strenge Form der Ermittlung von Gesundheitsphasen und deren Ausdruck (was hält die Klienten und Patienten gesund?)

Unter der Berücksichtigung, dass etwa 80% der Menschen von Okklusionsstörungen ohne Befindlichkeitsstörungen betroffen sind, weist man heute darauf hin, dass der Großteil der im Gesichtsbereich geklagten Störungen psychisch beeinflusst. Das bedeutet im Hinblick auf das Phänomen chronischer Schmerz, dass vegetative Dysfunktionen mit emotionalen Komponenten gemeinsam durch die heilberufliche Aktivität aufzufangen sind. Andererseits wissen wir, dass viele Beschwerden auch ohne ärztliche Intervention wieder verschwinden. Deshalb ist das schadensfrei therapeutische Vorgehen so wichtig. Definitive Therapieplanungen gehören deshalb auch nicht zur primären Therapieplanung [3].

Die Befundaufnahme beinhaltet vor allem eine genaue Bewegungsanalyse, die das Therapieziel festlegen soll. Das Therapieziel und die Therapiemaßnahmen werden mit dem Patienten so besprochen, dass dieser alle Maßnahmen selbst individuell auswählen kann. Therapieziele müssen verständlich sein und zu stufen-weiser Gesundung führen. Dazu gehören:
- Anbahnung neuer Muskelaktivität bei bestehenden Lähmungen oder Blockaden
- Erhalten von Beweglichkeit (durch aktives Bewegen, Dehnen, Lagerung, manuelle Techniken der Selbstbehandlung)

- Aktives Training vorhandener Ressourcen (Verbessern von Kraft, Koordination, Ausdauer aller Bewegungsabläufe)
- Wiedererlernen schwierig gewordener oder verloren gegangener Bewegungsabläufe und deren Umsetzung in den Alltag
- Erarbeiten und Erlernen von Kompensationsstrategien

Zu Kompensationsstrategien gehören auch die Hilfen bei der Behandlung von ‚atypischen Gesichts- und Kiefergelenkschmerzen' . Diese Beschwerden sind kontinuierlich vorhanden, haben einen dumpf-drückenden Charakter und treten meist einseitig auf. Man hat den Begriff ‚atypisch' (chronisch oder idiopathisch) vor allem deswegen gewählt, weil man eine Unterscheidung zu den neuralgischen Schmerzen zu machen versuchte.

Die moderne ZahnMedizin vermutet, dass etwa 80-90% aller im Zuständigkeitsbereich der ZahnMedizin auftretenden chronischen Schmerzen muskulärer Natur sind und durch Palpation der Kopfmuskulatur geortet werden können (Myogelose, Myohypertrophie). Sie bewirken auch ein ungleiches Kontrahieren bei Unterkieferbewegungen und sind so bestimmten Fehlfunktionen zuzuordnen [4].

Selbstverständlich steht an oberster Stelle der Therapieplanung deren Aufbau aus Anamnese, Befund, Diagnose und Rehabilitations-Planung. Diese folgen sehr streng der ärztlichen Ausbildung, sowohl der ZahnMedizin, als auch der Medizin und ihrer Fächer.

2.3.4 Glossar (in alphabetischer Reihenfolge)
(dies ist eine Übersicht, kein Ersatz der persönlichen Recherche zur vertiefenden Kenntnisnahme)

exterozeptiv	sprachl. Herkunft:	Latein: exter = auswärtig, auf der Außenseite befindlich; recipere (2. Part.: receptum) = aufnehmen
	medizin. Anwendung:	Wahrnehmung von außerhalb des Organismus ankommenden Reizen.
interozeptiv	sprachl. Herkunft:	Latein: inter = mitten drin, zwischen, unter; recipere (2. Part.: receptum) = aufnehmen
	medizin. Anwendung:	Wahrnehmung von Innenreizen aus dem Organismus.
funktionell	sprachl. Herkunft:	Latein: fungi = verrichten, verwalten, ausüben; functio = Verrichtung
	Anwendung:	auf die Tätigkeit bezogen
idiopathisch	sprachl. Herkunft:	griechisch: ἴδιος (ídios) = eigen, eigentümlich; πάθος (páthos) = Leiden
	medizin. Anwendung:	selbstständiger Krankheitszustand unbekannter Ursache, bei dem das Symptom selbst die Krankheit darstellt.
Logopädie	sprachl. Herkunft:	griechisch: λόγος (lógos) = Sprechen, Wort, Rede παιδεύειν (paideúein) = erziehen
	medizin. Anwendung:	medizinisch-therapeutische Fachdisziplin in Theorie u. Praxis zur Vorbeugung, Diagnostik, Therapie und Rehabilitation von Sprech- und Schluckstörungen.
Mastikation	sprachl. Herkunft:	Latein: masticare = kauen
	medizin. Anwendung:	Kauakt, als mechanischer Vorgang der Nahrungsaufnahme mit deren Zerkleinerung als Beginn der Verdauung.
Podologie	sprachl. Herkunft:	griechisch: πούς (pous) (Genitiv: ποδός (podos) = Fuß λόγος (lógos) = Wort, Kunde, Schriftwerk
	medizin. Anwendung:	medizinisch, nichtärztlicher Fachberuf für präventive u. kurative therapeutische Maßnahmen rund um den Fuß
propriozeptiv	sprachl. Herkunft:	Latein: proprius = eigen; recipere (2. Part.: receptum) = aufnehmen
	medizin. Anwendung:	tiefensensible Wahrnehmung von Reizen aus dem Körperinneren.
Traktion	sprachl. Herkunft:	Latein: tractus = Ziehen, Zug
	medizin. Anwendung:	dosierter manueller oder apparativer Zug zum Erstellen eines minimalen Abstandes zweier benachbarter Knochen.
viszerozeptiv	sprachl. Herkunft:	Latein: viscera = Eingeweide; recipere (2. Part.: receptum) = aufnehmen
	medizin. Anwendung:	Wahrnehmung von Reizen aus der Tätigkeit der inneren Organe.

23.5 Literatur:

[1] Spranger H (2012): Kiefergelenkfunktionsstörungen – Peri-Osteopathien in der zahnärztlichen Dysfunktionslehre, GRIN Verlag München. ISBN 978-3-656-14365-9

[2] Guiney PA, Chou R, Vianna A, Lovenheim J (2003): Effects of osteopathic manipulative treatment on pediatric patients. Journal Amer Osteopath Assoc. 103(9): 417-21

[3] Hommel H R (2011): Kiefergelenkfunktionsstörungen – ein Beispiel für den Umgang mit chronischen Erkrankungen aus bio-, psycho- sozialer Sicht. GRIN Verlag München. ISBN 978-3-640-93125-5

[4] Spranger H (1986): Hilfen bei der Behandlung von Gesichts- und Kiefergelenkschmerzen. Spranger H: Die Fortbildung der Zahnarzthelferin ZMF – ZMV. Verlag Dr. Alfred Hüthig Heidelberg. ISBN 3-7785-1265-X

Aufgabe:

Sie erhalten eine Bestätigung und Kontrolle Ihres erworbenen Wissens, indem Sie die Fragestellungen des ‚WWW-Codes' beantworten:

1. „Was sagt der Textinhalt aus und welche Meinung gibt er wieder?"
2. „Was haben Sie in Internet und Literatur dazu gefunden?"
3. „Was ist der Kerninhalt der Aussagen?"

2.4 Bewegungstherapie und Hydrotherapie

2.4.1 konventionelles Wissen

‚Bewegungstherapie' ist das Schlagwort, das für Physiotherapie steht und früher Krankengymnastik genannt wurde. Sie gehört aber zur Sorge um den Kranken. Gesunde Menschen sollten Sportarten bevorzugen und annehmen.
Ausgangspunkt der ‚Bewegungstherapie' ist die ‚physiotherapeutische Untersuchung' bei Funktionsstörungen des Stoffwechsels, der Durchblutung, der Beweglichkeit, der Koordination, der Kraft, der Ausdauer und vor allem bei Schmerzen. Aus den daraus erkenntlichen Indikationen ergibt sich die Aufstellung individualisierter Übungs- und Behandlungsprogramme.

Bewegungstherapie erzielt
- Funktion und erneuerte Funktion gestörter Gelenkbeweglichkeit
- Aktivierung und Kräftigung geschwächter Muskulatur
- Dehnung von Geweben (Gelenkkapseln, Sehnen)
- Wiederherstellung von gestörten Muskelvalenzen
- Durchblutungsförderung und Entstauung und schließlich
- Reizsetzung in Kreislaufsystem und Atmung

Hydrotherapie (Wassertherapie) erzielt
- Linderung akuter Schmerzen in kürzerer Zeit
- längerfristig Effekte auf chronische Beschwerden
- körperliches Wohlbefinden
- in Zusammenhang mit Pflanzenextrakten Schleimhautregeneration

---

Bewegungs- und Wasseranwendung sind Hilfen im Rahmen der Rehabilitation. Es ist sicherlich strittig, ob sie Adjuvans oder Therapeutikum sind. Es ist anerkannt, dass diese Hilfen keine alleinige Wirkung haben. Sie sind nur im Rahmen individualisierter Programme in Zusammenhang mit den Leistungen des Patienten vorstellbar.
In der Zahnarztpraxis bedeutet dies, dass der Patient sorgfältig in spezieller Mundhygiene instruiert und kontrolliert werden muss. Die Kontrolle ist immer zugleich auch eine Verbesserung mit Unterweisung. In der Arztpraxis bedeutet dies, dass der betroffene Patient Verhaltens-Korrekturen im Umgang mit physiotherapeutischen Programmen bekommen sollte.

Krankengymnastische Übungen werden bei der zahnmedizinischen Versorgung von atypischen Gesichts- und Kieferschmerzen (also ohne homologe Ätiologien und auch bei neuritischen und neuralgiformen Beschwerden) im Ausbreitungbereich von N. Trigeminus und N. Facialis mit einem Programm aus dem Spektrum der Kaumuskel- und mimischen Myotherapie angegangen [1]:
- systematisch ungeführte Unterkieferöffnungen vertikal, medial und lateral
- Lockerungen der hypervalenten Muskelgruppen mit rüttelnden Bewegungen
- Stärkung der hypovalenten Muskelgruppen durch isometrische Übungen
- Übung geradliniger Mundöffnungsbewegungen ohne Deviationen
- Schluckbewegungen mit retral geführtem Unterkiefer
- Zungenübungen im Wechsel von Streckung und Distalisierung

Balneotherapie wird bei der Versorgung bestimmter Allgemeinerkrankungen je nach Verwendung mineralischer und pflanzlicher Zusätzen zur Unterstützung einer anderen konventionellen medikamentösen oder operativen Therapie eingesetzt. Dazu gehören:
- Durchblutungsstörungen

- Bluthochdruck in frühen Stadien
- Koronale Herzkrankheiten
- Chronisch rheumatische Erkrankungen
- Chronisch degenerative Erkrankungen
- Hautkrankheiten (Psoriasis, Neurodermatitis)
- Gynäkologische Erkrankungen (funktionelle und chronisch-entzündliche)

Die sogenannte ‚manuelle Therapie' zielt darauf ab, eine als ‚normal' angesehene Funktion wiederherzustellen. Dadurch soll die Belastungsfähigkeit der angegangenen Körperpartien reaktiviert werden. Schmerzlindernde Maßnahmen erfolgen durch geführte Bewegungen im schmerzfreien Bereich und Reizsetzungen (manuell und apparativ). Komprimierte Nervenwurzeln sollen durch dosierten Zug entlastet werden.
Wichtig bleibt allerdings bei allen Behandlungen dieser Art, dass alle diagnostischen Grundlagen erstellt sind und beachtet werden. Selbstverständlich kann es keine Manipulationen am menschlichen Körper geben, ohne dass vorher klinische und röntgenologische Unterlagen geprüft und ihre Besonderheiten beachtet sind.

Die dazu gehörige Systematik wurde durch die Jahrzehnte langen wissenschaftlichen und praktischen Leistungen der Wissenschaftler-Gruppe an der ‚Washington State University' aufgebaut. Diese Systematik ist heute über alle Länder der Erde verteilt. Die sogenannten ‚Trigger-Punkte' sind für Befunderhebung, Diagnostik und Therapie der myofaszialen Schmerzen maßgebend und erlauben eine Einflussnahme auf die Dysfunktionen des gesamten Körpers [2].

Janet Travell (Professorin für medizinische Schmerztherapie und ehemalige Leibärztin von Präsident John F. Kennedy, der unter chronischen Schmerzen litt) hatte ihre Arbeiten nicht nur auf Kopf- und Kiefer konzentriert. Das Gesamtwerk ist als eine neue diagnostische und therapeutische Anleitung zur Schmerzbehandlung des gesamten menschlichen Körpers anzusehen. Bewegungsanalysen hatten zu den Bildern der von der Körperoberfläche aus erreichbaren Muskelgewebe geführt. Die daraus abgeleiteten physiotherapeutischen Empfehlungen zeigen, dass manuelle Behandlungen an den ‚Referenzpunkten' des gesamten Körpers möglich sind.
‚Referenzpunkte' sind diejenigen Punkte mit neuralen Verbindungen zum Periost. Sie sind Oberflächen des Körpers, an denen dann „getriggert" werden soll. Darunter versteht man rüttelnde Druckmassagen mit sanftem Schub. Weiterhin wird empfohlen, diese Punkte vorsichtig zu unterspritzen [3].

Zur ‚Bewegungstherapie' gehören weiterhin das Medizinische Aufbautraining und die gerätegestützte Krankengymnastik. Dadurch sollen muskuläre und koordinative Schwächen ausgeglichen werden. Auch die Funktion des Herz-Kreislauf- und des Stoffwechselsystems können gezielt verbessert werden. Bei Atemwegserkrankungen wird Bewegungs- und Verhaltensschulung zur Optimierung der Atmung durchgeführt. Die Ökonomisierung der Atmung geht dann mit der besseren Brustkorbbeweglichkeit, Verbesserung des Abhustens und der Förderung der Atemwahrnehmung einher [4].

2.4.2 komplementär-alternativ

Im Rahmen der alternativen Medizin sind hauptsächlich traditionelle Vorstellungen zu beachten. Das chinesische ‚Quigong' soll die Urkraft in den Körper lenken. Das kann in allen Haltungen erfolgen und von langsamen harmonischen Körperbewegungen begleitet sein.
‚Quigong' wird in Asien auch als Entspannung und zur betrieblichen Gruppenarbeit benutzt. Es ist nachgewiesen, dass diese Technik das Bluthochdruck- und Schlaganfallrisiko senken kann. Die Atemtiefe wird bei Asthmatikern verbessert [5].

> Die komplementären Verfahren der *Bewegungstherapie* orientieren sich am Grundsatz einer ausgewogenen Balance zwischen aktivierenden und entspannungsfördernden Behandlungsformen.

Das Schattenboxen ‚Tai-Chi' ist mit Bewegungen im Zeitlupentempo als vorbeugende Maßnahme geeignet, die Bereitschaft zum Loslassen und Nachgeben zu üben und zu trainieren. Es wird berichtet, dass alle diejenigen Beschwerden darauf reagieren, die funktionell sind und dass außerdem die Infektabwehr gestärkt würde.

Neben diesen Beispielen sollen ‚Yoga-Techniken' als Einführung in Körperübungen Stress und andere schädliche Einflüsse mildern. Der meditative Teil des Yoga hat eine globale Bedeutung. Innere Balance und körperliche Fitness sind erwünschte Ziele. Wenn diese Ziele fest ins Auge gefasst sind, profiliert Yoga-Technik als eine gute Weise der Entschleunigung. Um körperliche Leichtigkeit in einfachen Bewegungen und geistige Konzentration zugleich zu erfahren, wird eine trainierbare Atemtechnik genutzt.

Das ‚American College of Sports' empfiehlt diese asiatischen Techniken zugleich zum Einsatz bei Depressionen im Rahmen der Behandlung und zu deren Milderung. Intensive Forschung hat aber gezeigt, dass nicht etwa die Techniken, sondern die Häufigkeit deren Anwendungen für die Patienten entscheidend sind [6].

Aus Japan kommt die Körper-Therapieform ‚Shiatsu', die aus der traditionellen chinesischen Massage (Tunia) hervorgegangen ist. Wörtlich übersetzt bedeutet ‚Shiatsu' „Fingerdruck". Die Behandlung umfasst jedoch weit mehr: zur Berührung wird der ganze Körper eingesetzt. Dabei arbeitet der Therapeut weniger mit Muskelkraft als mit seinem Körpergewicht und versucht, während der Behandlung eine „energetische Beziehung" zum Patienten herzustellen [7].

2.4.3 integriert-salutogenetisch

Salutogenetische Ressourcen der ZahnMedizin sind vor allem in drei Indikationen zu suchen:
- Mundspüllösungen mit adstringierenden Zusätzen sollen die Gesamtzahl der Mikroorganismen im Munde, im Rachen und auf der Zunge vermindern. Dieses „sanitizing" kann sowohl mit Salzen (um Schleimhautblutungen zu vermindern), oder aber mit Desinfektionslösungen (deren Indikationen sind zu beachten) erfolgen. Bestimmte Pflanzenwirkstoffe haben Gerbwirkung an der Schleimhautoberfläche, die auch bei anderen Indikationen der Medizin bevorzugt wird [8].
- Mechanische Kaustimulantien (zur Bewegungstherapie) einerseits und Geschmacksstoffe in der Spüllösung andererseits sind in der Lage, die Durchspeichelung der Mundhöhle sowohl mit serösem, als auch mit muközem Speichel zu verbessern. Das ist vor allem nach ärztlichem Eingriff im Kopf- und Halsbereich, nach Chemo- oder Radiotherapie, notwendig, wenn die Speicheldrüsen geschädigt worden sind. An dieser Stelle muss auch die Verwendung von künstlichem Speichel (nach strenger ärztlicher Verordnung) erwähnt werden.
- Maßnahmen der Selbstbehandlung lassen sich aus physiotherapeutischen Programmen bei Kiefergelenk- und Kopfschmerzen ableiten. Wichtig ist, darauf hinzuweisen, dass kein Programm alleine in der Lage ist, ausschließlich in der Praxis angewendete Bewegungstherapie wirken zu lassen. Klient und Patient sind grundsätzlich so gut anzuleiten, dass sie auch in der Lage sind, Lockerungen und gezielte Anspannungen zu Hause, am Arbeitsplatz und in der Ruhe zu beherrschen und so zu helfen, stetige und auf viele Tageszeiten konzentrierte Bewegungsübungen abzuhalten.

Allgemeine salutogenetische Ressourcen sind reichlich in allen Medizinen und Wellnesstechniken enthalten. Inzwischen werden auch ältere Empfehlungen und Programme angeboten, die physikalische Therapie in Kuren und Rehabilitationen eingliedern.

Ein Beispiel ist die ‚Kneipp-Kur' , bei der Wassertreten, aber auch Güsse mit unterschiedlichen Wassertemperaturen zum Einsatz kommen. Diese Kuranwendungen zeigen sich in allen Zusammenhängen zu chronischen Leiden wirkungsvoll. Aber auch hier ist die Häufigkeit der Anwendungen von Bedeutung, weniger das eigentliche Programmatische **[9, 10]**.

2.4.4 Glossar (in alphabetischer Reihenfolge)
(dies ist eine Übersicht, kein Ersatz der persönlichen Recherche zur vertiefenden Kenntnisnahme)

Balneotherapie	sprachl. Herkunft:	griechisch: βαλανεῖον (balaneion) = Bad, Badestube θεραπεία (therapeía) = Behandlung, Pflege
	medizin. Anwendung:	die Kurort gebundene therapeutische Nutzung von Bädern mit ihren Wirkstoffen. Sie ist Bestandteil der Balneologie.
hypervalente Muskeln	sprachl. Herkunft:	griechisch: ὑπέρ (hypér) = über, oberhalb; Latein: valere (1. Part.: valens) = gelten, wert sein, Einfluss haben
	medizin. Anwendung:	höherwertiger Einfluss von Muskeln
hypovalente Muskeln	sprachl. Herkunft:	griechisch: ὑπό (hypó) = unter; Latein: valere (1. Part.: valens) = gelten, wert sein, Einfluss haben
	medizin. Anwendung:	geringwertiger Einfluss von Muskeln
Koordination	sprachl. Herkunft:	Latein: ordo = Reihenfolge, Ordnung; co (cum) = mit, zu
	medizin. Anwendung:	harmonisches Zusammenwirken von Muskeln bei einer Tätigkeit
meditativ	sprachl. Herkunft: Anwendung:	Latein: meditatio = Nachdenken Einflussnahme auf das Bewusstsein durch spezielle geistige Achtsamkeitsübungen
myofaszial	sprachl. Herkunft:	griechisch: μυός (myós) = Muskel; Latein: fascia = Band
	medizin. Anwendung:	auf einen Muskel mit seiner Faszie bezogen
sanitizing	sprachl. Herkunft:	englisch: sanitizing = Desinfektion, Hygienisierung
	medizin. Anwendung:	Verminderung der bakteriellen Keimbesiedlung

24.5 Literatur:

[1] Schulte W (1970): Zur funktionellen Behandlung der Myoarthropathien des Kauorgans: ein diagnostisches und therapeutisches Programm. Dtsch zahnärzl Z 25: 422-449
[2] Travell J (1960): Temporomandibular joint pain referred from muscles of the head and neck. J Prosthet Dent 43(10): 745-763
[3] Travell J & Simons D G (1991): Myofacial Pain and Dysfunction: The Trigger Point Manual. Publ Lippincott Williams and Wilkins, Raven. Dtsch Ausgabe 2. Auflage (2002) Elsevier München. ISBN 978-3-437-41402-2
[4] Kurabayashi H, Machida I, Kubota K (1998):Improvement in ejection fraction by hydrotherapy as rehabilitation in patients with chronic pulmonary emphysema. Physiother Res Int. 1998;3(4):284-91. PMID: 9859136 [PubMed - indexed for MEDLINE]
[5] Sonnentag M (2008): Explorationsstudie zur Rezeption von Qigong in der Bundesrepublik Deutschland. GRIN Verlag München. ISBN 978-3-640108749
[6] Kohler A, Kressig RW, Schindler C, Granacher U (2012): Adherence rate in intervention programs for the promotion of physical activity in older adults: a systematic literature review. Praxis (Bern 1994). 2012 Nov 28;101(24):1535-47. doi: 10.1024/1661-8157/a001129. Review. German. PMID: 23184546 [PubMed - indexed for MEDLINE]
[7] Beresford-Cooke C (2012): Shihatsu. Grundlagen und Praxis. Urban & Fischer / Elsevier 3.Aufl München. ISBN: 978-3-437-55803-0
[8] Hartmann S & Spranger H (1983): The pharmacological effect on the intraoral mucosal epithelium of astringents experimental (animal study) ZWR. 1983 Jan;92(1):50, 53. German. PMID: 6573066 PubMed - indexed for MEDLINE
[9] Kierzek A. (2011): The priest Sebastian Kneipp and his outlook on otorhinolaryngology diseases. Otolaryngol Pol. 2011 Mar-Apr;65(2):132-8. doi: 10.1016/S0030-6657(11)70643-6. PMID: 21735670 [PubMed - indexed for MEDLINE]
[10] Schencking M, Otto A, Deutsch T, Sandholzer H. (2009): A comparison of Kneipp hydrotherapy with conventional physiotherapy in the treatment of osteoarthritis of the hip or knee: protocol of a prospective randomised controlled clinical trial. BMC Musculoskelet Disord. 2009 Aug 19;10:104. doi: 10.1186/1471-2474-10-104. PMID: 19689824 [PubMed - indexed for MEDLINE]

Aufgabe:

Sie erhalten eine Bestätigung und Kontrolle Ihres erworbenen Wissens, indem Sie die Fragestellungen des ‚WWW-Codes' beantworten:

1. **„Was sagt der Textinhalt aus und welche Meinung gibt er wieder?"**
2. **„Was haben Sie in Internet und Literatur dazu gefunden?"**
3. **„Was ist der Kerninhalt der Aussagen?"**

2.5 Homöopathie, Bach-Blütentherapie

2.5.1 konventionelles Wissen

> Die *Homöopathie* befasst sich mit Krankheit, Arzneimittel und Heilung [1].
> Gemäß S. Hahnemann ist *Krankheit* die Anwesenheit von Symptomen,
> *Gesundheit* die Abwesenheit von Symptomen [1].
> Die *Bach-Blütentherapie* interpretiert Krankheit als die somatische Manifestation negativer Gemütszustände.

Die ‚Homöopathie' besteht seit über 200 Jahren, etwa genauso lange währt die Diskussion über Heilerfolge, Scheinmedikation und Placeboeffekte. Eine Grundlage dieser Diskussionen sind die unterschiedlichen medizinischen Auffassungen von Gesundheit und Krankheit.
Die ‚Bach-Blütentherapie' wurde in den 1930er Jahren begründet, sie versteht sich als Erweiterung der klassischen Homöopathie. Diese sieht dies jedoch anders, da von der ‚Bach-Blütentherapie' weder ihre Voraussetzungen noch charakteristischen Merkmale eindeutig erfüllt werden.

Deutschland ist gegenüber Unkonventionellen medizinischen Verfahren verhältnismäßig offen, es besteht ein Wissenschaftspluralismus, der zwischen der ‚universitären Medizin' und den ‚drei besonderen Therapierichtungen' unterscheidet. Zu diesen ‚besonderen Therapierichtungen' gehört auch die ‚Homöopathie'. Diese Zuordnung schließt jedoch nicht nur eine wissenschaftliche Anerkennung nach den gültigen naturwissenschaftlichen Richtlinien von vornherein aus, sondern ordnet darüber hinaus die Homöopathie den Pseudowissenschaften zu, da sie weder den Kriterien zeitgenössischer Wissenschaften entspricht, noch sich nach deren Methode richtet.
Arzneimittel der besonderen Therapierichtungen können in der EU gemäß Richtlinie 2001/83/EG ohne Nachweis ihrer Wirksamkeit hergestellt und verordnet werden. Bei der Homöopathie gilt dies ab einem Verdünnungsgrad ab 1:10 000. Dies entspricht einer D4 bzw. einem Tropfen der Urtinktur auf 2 Trinkgläser, was auch bei giftigen Urtinkturen für unbedenklich gilt.

Die ‚Bach-Blütentherapie' zählt nicht zu den besonderen Therapierichtungen, gemäß §2 Abs.1 AMG (Arzneimittelgesetz) erfüllen die Bachblüten nicht die Voraussetzungen zur Anerkennung als Medikament. Das BfArM (Bundesinstitut für Arzneimittel und Medizinprodukte) ordnet sie als Lebensmittel und Kosmetika ein [2].

Strittig ist nach Auffassung der Konventionellen Medizin vor allem die Heilwirkung der beiden Verfahren, bislang konnten weder ein formaler, reproduzierbarer Nachweis noch eine akzeptable naturwissenschaftliche Begründung für eine Wirksamkeit der Homöopathie erbracht werden, von der Bach-Blütentherapie ganz zu schweigen [3].
Nach Auffassung von Wasserforschern scheint die Wirkung beider Verfahren im Organismus auf dem allen Lebewesen gemeinsamen hohen Wasseranteil zu beruhen und dessen chemophysikalischen Eigenschaften als ‚Informationsspeicher' und ‚informationstransferierendes' Medium [4].
Verallgemeinernd besteht der Mensch, unter Vernachlässigung seiner biochemischen Bestandteile, elementaranalytisch vorwiegend aus Wasser, darin gelösten anorganischen Elementen, weiterhin organischen Kohlenstoffverbindungen, sowie einem mineralischen bzw. mineralisch verstärkten Endoskelett. Sein Wassergehalt beträgt insgesamt durchschnittlich 60%, hiervon enthalten seine Knochen 20%, die Muskulatur 75%, der Liquor cerebrospinalis 99%. Somit finden sämtliche Lebensvorgänge in Anwesenheit von Wasser statt. Das Wassermolekül ist geometrisch gewinkelt, wobei seine 2 Wasserstoffatome und Elektronenpaare in die Ecken eines gedachten Tetraederwinkels gerichtet sind. Gegenüber früheren Annahmen besteht Wasser nicht aus amorphen Anhäufungen von H_2O Molekülen. Diese stehen vielmehr über Wasserstoffbrückenbindungen durch ausgeprägte zwischenmolekulare Anziehungskräfte miteinander in Wechselwirkung. Hierbei bleibt jedoch keine beständige, feste Verbindung bestehen, sondern nur für Bruchteile von Sekunden. Danach lösen sich

die einzelnen Moleküle wieder aus dem Verbund, um sich sofort erneut zu verketten. Diese Vorgänge wiederholt sich ständig und führen letztlich zur Ausbildung eines variablen ‚Clusters', einer geordneten Anhäufung von Wassermolekülen.
Diese Cluster umfassen bei Körpertemperatur ca. 400 Wassermoleküle und stellen stabile, quasi-kristalline Strukturen dar. Aufgrund dieser physikalischen Eigenschaften, können sie als Informationsspeicher gelten [3] [4].

Demnach könnten mit dem ‚Potenzieren' von Substanzen deren Informationen das Lösungsmittel prägen. Das hierfür erforderliche Schütteln erzeugt eine Energie, die möglicherweise die bestehenden Molekül-Cluster zerbrechen, woraus sich wiederum neue Cluster bilden können, deren Struktur und damit auch Informationsgehalt sich nach der potenzierten Ausgangssubstanz richtet. Es würde also ein Ordnungszustand geschaffen, der mit jedem Potenzierungsschritt weiter zunimmt [3] [4]. Auch wenn keine Moleküle der Ausgangssubstanz mehr vorhanden sind, kann die Ordnung fortschreiten, da sich die bereits vorhandenen Strukturen weiterhin prägend auswirken. Dies könnte die Wirksamkeit homöopathischer Hochpotenzen jenseits der ‚Lohschmidt'schen Zahl' erklären.

2.5.2 komplementär-alternativ

Zwar zählt die ‚Homöopathie' offiziell zu den komplementären Verfahren, ihr Einsatz ist jedoch zunehmend alternativ zu den konventionellen Verfahren und nicht mehr ausschließlich komplementär. Allein in Großbritannien haben sich bis 2007 jährlich ca. 13.000 Patienten an vier homöopathischen Krankhäusern behandeln lassen, 14,5% der Bevölkerung gaben an, der Homöopathie zu vertrauen. Bis 2007 wurden in Großbritannien jährlich rund £ 38 Millionen für Homöopathie ausgegeben [5].
Bei Untersuchungen der Wirkung von Homöopathika auf Krebserkrankungen hat das Anderson Cancer Center der Universität von Texas in einer Laborstudie nachgewiesen, dass bestimmte homöopathische Mittel in monotherapeutischer Anwendung die Apoptose (programmierter Zelltod) von Brustkrebszellen hervorrufen können. Zudem verzögerten oder stoppten sie die Vermehrung der Krebszellen im Test. Zwei der untersuchten Homöopathika erreichten ähnliche Ergebnisse wie der bei Brustkrebs meist verwendete Wirkstoff in der Chemotherapie, Pacliataxel (Taxol). In der Studie wurden homöopathische Potenzen zwischen C3 und C200 eingesetzt. In Indien werden schon lange Krebspatientinnen mit den in der Studie untersuchten homöopathischen Mitteln erfolgreich behandelt [6].

Bestimmte *Homöopathika* können mit chemischen Medikamenten konkurrieren [6].
Bestimmte *Homöopathika* haben Affinitäten zu bestimmten Organen [7].
Das Ziel der *Bach-Blütentherapie* besteht primär im Erlangen psychischer Ausgeglichenheit [1].
Bachblüten dienen hauptsächlich der Selbstbehandlung von Laien [1].

In Brasilien und Indien ist die Homöopathie in die staatliche Gesundheitsversorgung integriert, in Indien wird sie seit 1995 vom Departement of Indian Medical Systems & Homeopathy verwaltet. 2003 wurde das Departement in AYUSH umbenannt, der Name ergibt sich aus der Aneinanderreihung der Anfangsbuchstaben aller indischen Medizinsysteme. Homöopathie gehört in diesen beiden Ländern zur gesundheitlichen öffentlichen Primärversorgung [8].

Die ‚Bach-Blütentherapie' sieht sich als eine Entwicklung der Homöopathie. Zwar entfallen hier deren geregelten Potenzierungen, allerdings findet bei der Herstellung eine Verdünnung im Verhältnis 1:240 statt. Darin sehen die Anhänger der Bach-Blütentherapie im Zusammenhang mit der Sonneneinwirkung eine Potenzierung [3].
Bei der Herstellung der Bachblüten werden in Abhängigkeit von der Jahreszeit zwei Methoden unterschieden, die ‚Sonnenmethode' und die ‚Kochmethode'. Bei der ‚Sonnenmethode' wird die jeweilige von der Sonne beschienene Blüte morgens zwischen 8-9 Uhr gepflückt und für 3-4 Stunden

in eine Glasschüssel mit reinem Quellwasser gelegt. Während dieser Zeit steht die Glasschüssel in der prallen Sonne. Die Blüte darf dabei nicht berührt werden. Blüten, die jahreszeitlich nicht ausreichend Sonne bekommen, werden mit der ‚Kochmethode' verarbeitet, indem sie direkt nach der Ernte vor Ort ca. 20 Minuten im Quellwasser gekocht werden. Auch hier darf die Blüte in dieser Zeit nicht berührt werden. Bei beiden Methoden wird anschließend die Blüte mit einem Zweig derselben Pflanze entfernt, das Wasser gefiltert und mit der gleichen Menge 39,5%igem Brandy konserviert. In einer weiteren Verdünnungsstufe wird die Flüssigkeit im Verhältnis 1:240 verdünnt. Dies ergibt den Inhalt der stockbottle, aus der später in einer weiteren Verdünnungsstufe die sogenannten Einnahmeflaschen hergestellt werden [9].

Die Bach-Blütentherapie arbeit im Gegensatz zur Homöopathie nicht nach deren Ähnlichkeitsregel, sondern setzt zur Harmonisierung der negativen Seelenzustände deren jeweiligen positiven Gegenpol ein.

Der Einsatz der ‚Bachblütentherapie' wird vor allem in er Laienszene diskutiert bei Rheuma, bipolaren Störungen, Schizophrenie, Diabetes, Zyklusstörungen, Allergien u.v.a.m., gerne auch als Monotherapie. In einigen Kliniken werden Bachblüten bei der biologischen Tumorbehandlung angewendet, Hebammen geben sie gerne zur Schwangerschaftsbegleitung. Wissenschaftlich gibt es jedoch keinen über einen Placeboeffekt hinausgehenden Wirkungsbeleg [10].

2.5.3 integriert-salutogenetisch

Eine Grundforderung jeder Medizin ist die ‚therapeutische Seriosität' . Diese betrifft neben den moralischen, fachlichen und wirtschaftlichen Kompetenzen der Ärzteschaft auch den Umgang mit den von ihr angewendeten medizinischen Methoden, gilt also sowohl für Konventionelle als auch für Unkonventionelle Verfahren. Im Einzelnen sind dies die folgenden Kriterien[11]:

- gewissenhafte medizinische Arbeitsweise, einschließlich Dokumentation
- kontinuierliches Bemühen um profundes medizinisches Wissen und Erkenntnisfortschritt
- Kenntnis der eigenen diagnostischen und therapeutischen Möglichkeiten und Grenzen; hierzu ist der Patient angemessen zu informieren
- Kenntnis der wichtigsten diagnostischen und therapeutischen Alternativen und ihrer Möglichkeiten und Grenzen; hierzu ist der Patient angemessen zu informieren
- keine polemisch überzogenen Äußerungen gegenüber therapeutischen Alternativen
- Bereitschaft zur Offenlegung und Nennung der theoretischen und empirischen Grundlagen für die eigenen Ansichten
- Respekt gegenüber der autonomen, individuellen Erkenntnisperspektive, Prioritätensetzung und freien Entscheidungsmöglichkeit des Patienten
- keine unverhältnismäßigen finanziellen Forderungen
- keine Vorspiegelung falscher Erfolgsaussichten zum Zweck eines finanziellen Vorteils oder andersartigen Profits [11]

Um ärztlich verantwortlich handeln zu können, müssen dem Therapeuten Effektivität wie auch Limitierung der ausgewählten Verfahren bekannt sein. Er muss daher mit ihren jeweiligen Wirkungsmechanismen, ihren gedanklichen und theoretischen Grundlagen vertraut sein. Er muss sich für Sichtweisen öffnen, die außerhalb den bekannten, universitär vermittelten Blickwinkeln eine andere Perspektive auf Krankheit und Gesundheit vermitteln. Hierfür muss er auch bereit sein, interdisziplinär mit verschiedenen Heilberuflern Allianzen und Arbeitsverhältnisse einzugehen, kurzum seinen angestammten Horizont zu erweitern.

Nach soziomedizinischer Auffassung fühlt sich der Mensch gesund, wenn er sich in einem Zustand befindet, der ihm in seiner persönlich vertrauten Umwelt emotional angenehm ist.

Diese Forderungen kann die Sichtweise der Herkömmlichen Medizin nur schwerlich erfüllen, da sie Gesundheit und Krankheit anhand der Virchow'schen Zellularpathologie ausschließlich auf der morphologisch materiellen Basis definiert.

Die ‚Homöopathie' erhebt dagegen den Anspruch, sowohl die körperliche als auch seelische Ebene zu erreichen und mögliche seelische Ursachen in Beziehung zu strukturellen Manifestationen zu setzen. Ein homöopathisches Mittel, das diese Forderung erfüllt und dabei über einen längeren

Zeitraum die Totalität aller geistigen und körperlichen Charakteristika des jeweiligen Patienten abdeckt, wird daher ‚konstitutionell' genannt [12]. Diese Charakteristika sind individuell geprägt und können im Laufe des Lebens durch Krankheit, Umwelt und Lebensverlauf beeinflusst werden, also verschiedene Entwicklungsstufen durchlaufen.

In der Herkömmlichen Medizin bezeichnet die ‚Konstitution' die anlagebedingte individuelle Ganzheit (das Erscheinungs-, Funktions-, Leistungsgefüge) des einzelnen Menschen [13]. Dies führte zur Bestimmung von ‚Konstitutionstypen' als Leittypen aufgrund der Zusammenfassung ähnlicher individueller Merkmale [13].

Am Beispiel der ‚Konstitution' zeigen sich deutlich die sehr unterschiedlichen Auffassungen der beiden Medizinen über Freiheit und Determination des Menschenbildes.

Als richtungsweisender Standard in der Beurteilung von medizinischen Verfahren und Effekten gelten die Paradigmen der Herkömmlichen Medizin. Daher eigenen sich als grundsätzliche Orientierungsfragen zur Einschätzung und zum Verständnis Unkonventioneller Verfahren [11]:
- Auf welchen theoretischen Grundlagen, einschließlich Menschen- und Naturverständnis, beruht der betreffende Therapieansatz und in welchem Verhältnis steht er zu anderen Therapiesystemen?
- Wie sehen die Vertreter dieses Therapieansatzes die Evaluationsmöglichkeiten?
- In welchem Maß bestehen Diskursfähigkeit und intersubjektive Vermittelbarkeit [11]?

Aus salutogenetischer Sicht lassen sich diese Fragen zusätzlich anreichern durch:
- Welche individuellen Aspekte des Patienten werden erfasst?
- Inwieweit besteht eine zielgerichtete Subjektivierung des Patienten?
- Erfolgen Ressourcensicherungen zur Gesundheitsförderung?

2.5.4 Glossar (in alphabetischer Reihenfolge)
(dies ist eine Übersicht, kein Ersatz der persönlichen Recherche zur vertiefenden Kenntnisnahme)

cluster	sprachl. Herkunft:	englisch: cluster = Gruppe, Anhäufung, Schwarm
	biophysik. Anwendung:	bei Wasser eine Bezeichnung für instabile, kurzzeitige über Wasserstoffbrücken verbundene Wassermolekülverbände.
Determination	sprachl. Herkunft:	Latein: determinatio = Abgrenzung, Ende
	biolog. Anwendung:	Festlegung und Programmierung von Zellen oder Organismen.
	psychol. Anwendung	von Ursachen-Wirkungsverhältnis bestimmtes seelisches Verhalten.
Interstitium	sprachl. Herkunft:	Latein: intersitus = dazwischenliegend; interstitium = Zwischenraum
	medizin. Anwendung:	Zwischenraum zwischen Organen, Geweben oder Zellen; auch Bezeichnung für das faserarme, aber zell- und blutgefäßreiche Bindegewebe eines Organs [14].
Lohschmidt'sche Zahl	sprachl. Herkunft:	deutsch: Eigenname Joseph Lohschmidt, österr. Physiker u. Chemiker (1821-1895)
	physik. Anwendung:	physikalische Konstante zur Bezeichnung der Menge eines Stoffes in Gramm, die seiner relativen Molekularmasse entspricht. Beziehung zur Homöop.: 18g Wasser (1 Mol) 6,023 x 10^{23} Moleküle. Somit ist ab einer Verdünnung von D23 kein Molekül der Ursubstanz mehr in der Lösung vorhanden.
Mol	sprachl. Herkunft:	deutsch: Ableitung von Molekül; Latein: moles = Masse; molecula = kleine Masse (Diminutiv)
	physik. Anwendung:	Stoffmenge eines Systems, das aus ebenso vielen Einzelteilchen besteht, wie Atome in 12 Gramm des Nuklids Kohlenstoff-12 (^{12}C) enthalten sind[15]. Somit entsprechen 12 Gramm Kohlenstoff-12 genau der Stoffmenge von einem Mol.
Nuklid	sprachl. Herkunft:	Latein: nucleus = Kern
	physik. Anwendung:	verschiedene Atomkerne eines Elementes mit einer bestimmten Neutronen- und Protonenzahl.
Paradigma	sprachl. Herkunft:	griechisch: παράδειγμα (parádeigma) = Beispiel, Vorbild, Muster
	medizin. Anwendung:	ein in einem bestimmten Zeitraum vorherrschendes wissenschaftliches Denkmuster.
Zellularpathologie	sprachl. Herkunft:	Latein: cella = Kammer, Zelle; cellula = kleine Zelle (Diminutiv). griechisch: πάθος (páthos) = Leid; λόγος (lógos) = Wort, Gebot
	medizin. Anwendung:	Lehre, wonach alle Krankheiten auf Störungen der Körperzellen zurückzuführen sind.

2.5.5 Literatur:

[1] Geißler J, Quak Thomas (Hrsg) (2005): Leitfaden Homöopathie. Elsevier Urban & Fischer München Jena ISBN 3-437-56350-5
[2] Deutsche Apothekerzeitung. pp27-29 Nr.36.148. Jg. 3906. 04.09.2008 ISSN 0011-9857.
[3] Hommel H R (2007): Integrative Verfahren der Regulationsphysiologie und Regulationsmedizin: Homöopathie und Bachblütentherapie. GRIN Verlag ISBN 978-3-640-17430-0
[4] Montagnier L, Aïssa J, Ferris S, Montagnier J-L, Lavalée C (2009): Electromagnetic signals are produced by aqueous nanostructures derived from bacterial DNA sequences. pp81-90. Interdisciplinary Sciences: Computational Life Sciences. Vol.1, Issue 2. June 2009 ISSN 1913-2751
[5] Samarasekera U (2007): Pressure grows against homeopathy in the UK. Lancet. 2007 Nov 17; 370 (9600). pp1677-8. ISSN 0140-6736
[6] Frenkel M, Mishra B M, Sen S, Yang P, Pawlus A, Vence L, Leblanc A, Cohen L, Banerji Prat, Banerji Pras (2009): Cytotoxic effects of ultra-diluted remedies on breast cancer cells. International Journal Of Oncology 36. pp395-403. 2010. ISSN 1019-6439
[7] http://www.krankenhaus-charlottenstift.de/fileadmin/PDF/Hausarbeiten/Einsatz_der.pdf [zuletzt abgenommen 2013-02-05]
[8] Dinges E (2008): Homöopathie in Indien: Ein Absteiger im indischen Gesundheitssystem? ZKH 2008 (52)2 pp64-65 (68). Haug ISSN 0935-0853
[9] SchefferM et al. (1993): Original Bach Blütentherapie. Lehrbuch für die Arzt- und Naturheilpraxis. 3. durchges. Aufl. Jungjohann Verlagsgesellschaft Neckarsulm Stuttgart. ISBN 3-8243-1303-0
[10] http://www.ncbi.nlm.nih.gov/pubmed/20734279 [zuletzt abgenommen 2013-02-05]
[11] Kiene H et al. (2010): Ärztliche Professionalität und Komplementärmedizin: Was ist seriöses Therapieren? Dtsch Arztebl 2010; 107(12): A-548 / B-477 / C-469. Deutscher Ärzte-Verlag GmbH. ISSN 0012–1207
[12] Bailey P M (2000): Psychologische Homöopathie. Persönlichkeitsmerkmale von großen homöopathischen Mitteln. pp12. Knaur MensSana ISBN 3-426-87052-5
[13] http://www.gesundheit.de/lexika/medizin-lexikon/konstitution-1 [zuletzt abgenommen 2013-02-08]
[14] http://flexikon.doccheck.com/de/Interstitium [zuletzt abgenommen 2013-02-08]
[15] http://de.wikipedia.org/wiki/Mol [zuletzt abgenommen 2013-02-08]

Aufgabe:

Sie erhalten eine Bestätigung und Kontrolle Ihres erworbenen Wissens, indem Sie die Fragestellungen des ‚WWW-Codes' beantworten:

1. „Was sagt der Textinhalt aus und welche Meinung gibt er wieder?"
2. „Was haben Sie in Internet und Literatur dazu gefunden?"
3. „Was ist der Kerninhalt der Aussagen?"

2.6 Bioelektrische Messverfahren

2.6.1 konventionelles Wissen

Zu den biologisch ausgelegten und technisch elektrischen Messverfahren, die zur Diagnostik der normalen Funktionen der Lebewesen gebraucht werden, zählen sowohl lange bekannte, als auch relativ neue Interpretationen von Messungen am Körper. Ziel aller elektrischer und elektronischer Verfahren ist, die physiologische Merkmale zu erkennen, davon abweichende gesundheitsschädliche Wirkungen zu diagnostizieren und dann deren Charakteristika zu dokumentieren. Das ist die Grundlage der Langzeit-Beobachtung unserer Klienten und der Therapie unserer Patienten im Verlauf zwischen Gesundheit und Krankheit.

> Bei den bedeutendsten Bild-gebenden Verfahren werden die Summen der *elektrischen Signale* des Körpers mit Hilfe von Elektroden gemessen.
> Die vier Haupteinsatzbereiche für diese Messverfahren der körpereigenen elektrischen Signale sind:
> *Herz* (EKG), *Gehirn* (EEG), *Muskeln* (EMG) und die zu der Muskulatur gehörigen *Nerven*.
> Die Signale werden zunächst durch ein Computerprogramm ausgewertet und als Kurve dargestellt, zu einer Relation von Zeit auf fortlaufendem Papier geschrieben. Sie werden dann in einem weiteren Computerprogramm digitalisiert und danach durch das heilberufliche Team interpretiert.
> Aufgrund der Auswertungen können weitere diagnostische Leistungen und Therapieprogramme danach geplant werden.

Das erste ‚bioelektrische Messverfahren' der Medizingeschichte war die **Elektro-Kardio-Graphie** (EKG). Es beruhte auf der Erkennung der elektrischen Vorgänge des Herzens an Tierversuchen (1843). Die erste Aufzeichnung daraus resultierender Kurven erfolgte allerdings erst 1887. Die elektrischen Spannungsänderungen am Herzen kann man an der Körperoberfläche messen und zum Zeitverlauf aufzeichnen. Es ergibt sich daraus ein Bild der elektrischen Herzaktion, die „Herzstromkurve" oder „Herzschrift". Das Oberflächen-EKG spiegelt nur die elektrische Aktivität des Herzmuskels wider, nicht jedoch die tatsächliche mechanische Auswurfleistung des Blutes aus dem Herzen. Das EKG ist ein schmerzloses, nicht-invasives, jederzeit wiederholbares und fast überall durchführbares Untersuchungsverfahren. Es soll selbstverständlich nicht als umfassendes Diagnoseverfahren verwendet werden, sondern liefert nur den ersten Eindruck von Herzrhythmusstörungen, Störungen der Erregungsleitung, Erkennung eines Infarktgeschehens oder auch zu möglichen Verdickungen der Herzwand.

Eine besondere für Gesundheitswissenschaften und Rehabilitation wichtige Messung ist die der **Herzfrequenzvariabilität** (Heart Rate Variability HRV). Hiermit wird die Fähigkeit eines Organismus (Säugetier, Mensch) bezeichnet, die Frequenz des Herzrhythmus zu verändern. Es treten nämlich auch im Ruhezustand spontan Veränderungen des zeitlichen Abstandes zwischen zwei Herzschlägen auf. Ein gesunder Organismus passt die ‚Herzschlagrate' über normale, autonome physiologische Regulationswege beständig den momentanen Erfordernissen des Körpers an. Deswegen haben körperliche, physiologische Beanspruchungen oder psychische Belastungen in der Regel eine Erhöhung der Herzfrequenz zur Folge, die bei Entlastung und Entspannung normalerweise wieder zurückgeht. Dabei zeigt sich eine höhere Anpassungsfähigkeit an Belastungen in einer größeren Variabilität der Herzfrequenz. Unter chronischer Stressbelastung ist beides dagegen wegen der beständig hohen Anspannung, die dafür typisch ist, mehr oder weniger eingeschränkt und infolgedessen reduziert.

Bereits vor Jahrhunderten wurde berichtet, dass ein variabler Herzschlag ein Zeichen für Gesundheit sei. ‚The Knowledge of Pulse Diagnosis' ist das erste medizinische Werk, das darauf hinwies. Das

Zusammenspiel der Körpersignale eines Patienten musste sorgfältig erkannt werden, um daraus eine Krankheit diagnostizieren zu können. Diese waren nach herkömmlicher Auffassung als die Zeit zwischen dem Beginn zweier Kontraktionen der Herzkammern erfassbar. Daraus kann man heute
- eine Risikostratifizierung und Gesundheitsprognose entwickeln
- Prognose- und Leistungsobjektivierung betreiben
- für die Stressmedizin und Psychophysiologie ein ‚HRV-Biofeedback-Programm' aufbauen.

Der Beginn der Kammerkontraktion erscheint im ‚EKG' als Zacke. Der Abstand zwischen zwei Zacken wird daher als ein Intervall aufgefasst. Dieses Intervall lässt sich als Kehrwert in die Herzfrequenz umrechnen. Die Intervalle sind im Regelfall nicht gleich lang, sondern unterliegen Schwankungen. Die Quantifizierung dieser Schwankungen bezeichnet man als Herzfrequenz- oder ‚Herzratenvariabilität (HRV)' . Die ‚HRV' ist heute eine beliebte Methode, um schnell Aussagen zu erhalten über den derzeitigen Leistungsstand eines Klienten oder Patienten. Sie ist methodisch auch geeignet, um im Sportalltag Herz- Kreislauf-Risiken zu umgehen, weil man diese früh genug erkennt [1].

Die **Elektroenzephalografie** (EEG) ist eine Untersuchungsmethode der Neurologie, bei der die Messung von Potenzialschwankungen im Gehirn durch auf der Kopfhaut angebrachte Elektroden erfolgt. Diese Schwankungen werden immer zwischen jeweils zwei Elektroden gemessen. Die EEG kann auch bei bewusstlosen Patienten durchgeführt werden. Die bildliche Darstellung ist elektronisch und zeigt typische Wellen:
- Delta-Wellen von   1-4Hz   (Tiefschlafphase)
- Theta-Wellen von   4-8Hz   (leichte Schlafphase)
- Alpha-Wellen von   8-13Hz   (Entspannung aber wach, geschlossene Augen; beim Öffnen der Augen Übergang in Beta-Wellen, auch bei Konzentration)
- Beta-Wellen von   13-30Hz (Folge der Einwirkungen von Psychopharmaka, konstantes Halten einer Kraft)
- Gamma-Wellen über 30Hz   (starke Konzentration bzw. Lernprozesse)

Die Aussagefähigkeit der ‚EEG' ist relativ. Es gibt oft falsch negative Befunde, falsch positive dagegen selten. Verschiedene Krankheiten können die gleichen Veränderungen im EEG hervorrufen (z.B. Narbe wegen Sauerstoffmangels unter der Geburt, Hirnprellung und Gehirnentzündung). Die EEG ist seit 1924 bekannt. Heute wird die EEG hauptsächlich als Computer-EEG benutzt.

Die **Elektro-Myo-Grafie** (EMG) ist eine Messung der Ströme, die bei jeder Tätigkeit in einem Muskel entstehen. Durch das ‚Elektromyogramm' ist die Feststellung von Muskelerkrankungen ebenso wie von Nervenschädigungen möglich. In den meisten Fällen erfolgt die Messung entweder durch Oberflächenelektroden oder durch nadelförmige Elektroden, die in den Muskel gestochen werden. Die erste Aufnahme elektrischer Signale erfolgte 1890, die klinische Verwendung der ‚EMG' begann aber erst 1960. Das Prinzip beruht auf der massierten Kontraktion zunächst einer Muskelfaser und dann des Muskelbündels. Aus Muskelfasern fortgeleitete Aktionspotentiale motorischer Einheiten lösen nämlich in mehreren Muskelfasern fast gleichzeitig eine Depolarisation (Aktionspotenzial) aus und folgend eine Kontraktion des gesamten Muskels. Die Summe der Depolarisationen aller motorischer Einheiten lässt sich im ‚EMG' als ein charakteristischer Ausschlag am Monitor beobachten. Die Höhe des Ausschlags gibt dabei ein grobes Maß für die Anzahl der innervierten Muskelfasern (große kleine motorische Einheit). Am häufigsten wird diese Form des ‚EMG' bei sportwissenschaftlichen Untersuchungen angewandt. Mit dieser Methode lässt sich gut bestimmen wie belastbar, stark und ausdauernd ein Muskel ist. Auch die Koordination kann damit getestet werden. Die Aufzeichnung erfolgt meist in ‚drei Schritten' :
1. Messung bei nicht angespanntem Muskel. Damit wird der Ruhetonus des Muskels ermittelt. Bei einem gesunden Muskel sollten keine Ausschläge sichtbar sein.
2. Messung bei voll inerviertem (angespanntem) Muskel. Dabei wird darauf geachtet, ob die gemessenen Aktionspotentiale steigen oder abnehmen. Bei einem gesunden Muskel sollten sie möglichst konstant sein.

3. Messung bei typischer Muskelfunktion. Hierbei achtet man auf etwaige Unterschiede zum gegenüberliegenden Muskel.

2.6.2 komplementär-alternativ

Als ‚bioelektronisch' werden viele Verfahren eingestuft. Allen gemeinsam ist die bioelektronische Technik. Ein Beispiel ist hierfür die **Elektro-Akupunktur nach Voll** (EAV). Methodologisch gehört die ‚EAV' zu den Naturheilverfahren. Sie gilt als ein ganzheitliches, komplementäres, regulationsmedizinisches Diagnose- und Behandlungskonzept. Hierfür verbindet sie Aspekte der klassischen Akupunkturphysiologie mit dem Modell autonomer Regulationssystematik und dem der Systemtheorie. Sie bezieht dabei Homöopathie und Isopathie mit ein. Die ‚EAV' ist geräteassoziiert und bietet reproduzierbare Werte, was man von elektronischen Geräten verlangen kann. Die Messgeräte unterliegen strengen Kontrollen nach den Standards der IMGEAV (Internationale Medizinische Gesellschaft für Elektroakupunktur nach Voll). Die theoretischen Grundlagen der ‚EAV' beruhen auf der traditionellen Feststellung der Gesetzmäßigkeit der chinesischen Akupunkturlehre. Der Entdecker der EAV-Funktion, der Arzt Dr. Reinhold Voll, hat insgesamt 1262 bisher unbekannte Akupunkturpunkte und deren Zuordnung zu Organen, Organabschnitten und Funktionen beschrieben. Die Elektroakupunktur nach VOLL gilt als Königsdisziplin unter den biophysikalischen Messverfahren. Von ihren theoretischen Grundlagen leiten sich alle apparativen Resonanztherapien her. Die ‚EAV' wird angewendet, um den aktuellen Zustand, Störungen und Blockaden, sowie die Regulationsfähigkeit des Organismus zu erfassen. Hierzu werden an der Hautoberfläche an definierten Arealen elektrische Widerstandsmessungen vorgenommen. Diese Areale entsprechen zu einem großen Teil den chinesischen sogenannten klassischen Akupunkturpunkten. Diese liegen in der untersten Schicht der Haut und im Unterhautgewebe, von Ausnahmen abgesehen, im Allgemeinen in einer Tiefe von 2 bis 3 mm. Dies unterscheidet von den reinen Hautwiderstandsmessungen anderer Verfahren. Nach Untersuchungen aus der biologischen Medizin handelt es sich bei 80% der Akupunkturpunkte anatomisch histologisch um Perforationen in den Körperfaszien, durch die Nerven- und Gefäßbündel hindurch treten. Diese anatomischen Löcher (dieser Begriff kommt aus dem Chinesischen) werden Körperpunkte genannt [2].

Auf diese Art lassen sich in der Weiterentwicklung des Verfahrens sowohl Verträglichkeiten als auch Unverträglichkeiten bis hin zu pathologischen Belastungen austesten und therapieren. Mittlerweile gibt es kaum einen Bereich des täglichen Lebens, der sich nicht über ‚EAV' erfassen lässt, von Insektiziden bis zahnärztlichen Materialien, einige degenerative und andere Krankheiten ausgenommen [3].

Der Organismus wird von der ‚EAV' als ein autonomes Regelkreissystem gesehen, das mit Rückkopplung auf Störungen reagiert. Eine wesentliche Rolle spielt hierbei der **Informationstransfer**. Diese Vorstellung ist für die herkömmliche Medizin nicht immer leicht nachvollziehbar.

> *elektromagnetische Bioinformation* ist die Synthese zwischen elektromagnetischen Wechselwirkungen im lebenden Organismus einerseits und der kybernetischen Natur des Organismus als offenes, adaptives, autoregulatives und komplex-vernetztes, selbstreferentielles System andererseits [4].
> *Bioinformationell* bedeutet allgemein „Informationen und Informationsordnungen übertragender, dialogisierender Vorgang" [4].

Andere Verfahren, die den komplementären zuzuordnen sind, werden in dem Begriff **Bioelektronik** zusammen gefasst. Deren theoretische Grundlage ist die Tatsache, dass biologische Systeme wie elektronische Schaltkreise elektrische Impulse zur Informationsverarbeitung nutzen. So stellt etwa das Gehirn des Menschen ein extrem komplexes System dar, bei dem 100 Milliarden Zellen miteinander

verknüpft und über elektrische und biochemische Verbindungen vernetzt sind. Die Technik versucht, biologische und elektronische Bauelemente zu kombinieren und so technisch nutzbar zu machen.
Im Zentrum der bioelektronischen Forschung stehen heute vor allem die **Biosensoren**. Diese stellen Halbleiterelemente dar, die mit biologischen Molekülen oder Zellen bestückt sind. Auf diese Weise werden biochemische Signale in elektrische Impulse gewandelt und an elektronische Schaltkreise weitergegeben. Mit diesen Sensoren können Konzentrationen von Giften, aber auch körpereigenen Stoffwechselprodukten, oder Luft- und Wasserverschmutzungen, bereits bei geringen Änderungen registriert werden. Die Entwicklung von **Informationsträgern** geht weiter. Im Anfangsstadium der Entwicklung befinden sich jetzt bereits die DNA-Computer, bei denen die Datenspeicherung und Datenverarbeitung auf der Basis des Erbmoleküls basieren soll. Auf diesem Weg sollen Computer mit extrem hohen Rechenleistungen und extrem schnellen Verarbeitungszeiten geschaffen werden.
Das soll dann zu der Entwicklung von intelligenten körpergesteuerten Prothesen führen.

2.6.3 integriert-salutogenetisch

Die **Bioelektrische Impedanzanalyse** (BIA) dient der Bestimmung der Körperzusammensetzung von Menschen und anderen Lebewesen. Diese BIA-Methode hat sich in den letzten Jahren zur Methode der Wahl entwickelt. Die dazu gehörigen Publikationen in wissenschaftlichen Fachjournalen stellen die Genauigkeit und Aussagekraft für die einzelnen Körperkompartimente dar. Diese Technologie ist zum Standard der Rehabilitationsmaßnahmen geworden. Folgende Körperanteile werden gemessen, um einen Eindruck und einen Langzeitkontrollvergleich über die Wägung von Personen zu erhalten:

- Das Körperwasser   (total body water TBW)
- Die Fett-freie Masse   (Fat free mass FFM)
- Die Magermasse   (Lean body mass LBM)
- Die Fettmasse   (Fat mass FM)
- Die Körperzellmasse   (Body cell mass BCM)
- Die Extrazelluläre Masse (Extracellular mass ECM)

Die ‚BIA' ist eine ‚Ganzkörper-Analyse'. Die fettfreie Masse besteht zu 74% aus Wasser. Somit kann ein direkter physiologischer Zusammenhang zwischen den physikalischen Größen der Messungen am Widerstand und den leitfähigen Kompartimenten erfolgen (FFM). Fettgewebe gehört zu den Isolatoren, leitet also schlecht und hat einen hohen Wirkwiderstand (FM). Gesunde Zellsysteme erzeugen mit ihren intakten Zellmembranen einen hohen Widerstand (BCM). Damit weisen sie auf einen intakten energetischen Zustand der Zellen, also einen guten Ernährungszustand hin. Mangelernährung und Krankheiten zeigen charakteristische Defizite, die sich typisch im Verhältnis beider Widerstände zueinander widerspiegeln. Gesunde, gut ernährte, sportive und gut muskulierte Körper zeichnen sich durch einen großen Masseteil ECM aus. Krankheiten und Fehl- und Mangelernährung, wie auch körperliche Inaktivität reduzieren die ECM [5].

Es sind auch Änderungen der Körperflüssigkeiten in den Verteilungsräumen messbar. Physiologische Schwankungen des Körperflüssigkeitsgehaltes im Laufe eines Tages, können sehr genau durch die Änderung der Leitfähigkeit gemessen werden. Zugrund liegende Formeln zum Berechnen noch differenzierter Größen sind aus Studien mit vergleichend analysierten Referenzmethoden entwickelt worden [6].

Consumer-Geräte zur bioelektrischen Impedanzanalyse wie einfache Körperfettwagen, die die Messungen an den unteren Extremitäten und dem unteren Rumpfbereich durchführen, so auch Hand-Hand-Messgeräte, welche die oberen Extremitäten und den oberen Rumpfbereich mit einem Messsignal versorgen, entsprechen nicht den notwendigen Mindestanforderungen an eine ‚BIA'. So wird eine Gewichtszunahme als ein Mehr an Fett definiert, eine Gewichtsreduktion als ein Fettabbau dargestellt, selbst dann, wenn vorrangig Muskeln abgebaut wurden. Darum werden diese Geräte auch aus medizinischer Perspektive nicht empfohlen. Eine Bewertung des „Übergewichtes" als Definition von zu viel Fettgewebe ist daher nicht möglich. Eine gut ausgebildete Muskulatur wird ebenso als Übergewicht definiert.

Die internationale Initiative der Arbeitsgruppe „AG Wissen-schafft" hat mit dem Projekt „Körperanalysen-Normalwerte BIAdata" ihre wissenschaftlich abgesicherten Normalwerttabellen für den Fettgehalt und die Muskelmasse veröffentlicht. Sie müssen der speziellen Fachliteratur entnommen werden.

2.6.4 Glossar (in alphabetischer Reihenfolge)
(dies ist eine Übersicht, kein Ersatz der persönlichen Recherche zur vertiefenden Kenntnisnahme)

Aktionspotential	sprachl. Herkunft:	Latein: actio = Ausführung, Handeln, Tätigkeit; potentia = Kraft, Wirksamkeit, Macht
	biolog. Anwendung:	kurzzeitige charakteristische Abweichung vom Ruhepotential einer biologische Zelle durch das Überschreiten eines definierten Schwellenwertes in der Erhöhung ihrer innerzellulären elektrischen Ladung.
Biofeedback	sprachl. Herkunft:	griechisch: βίος (bíos) = Leben; englisch: feedback = Rückmeldung, Rückkoppelung
	biolog. Anwendung:	Verfahren, um bestimmte physiologische Parameter messtechnisch zu erfassen, sie dem betreffenden Patienten bewusst zu machen und hierüber Einfluss auf sein Verhalten zu nehmen.
Depolarisation	sprachl. Herkunft:	englisch: depolarisation = Abnahme der elektrischen Spannung
	biolog. Anwendung:	kurzzeitige Aufhebung bzw. Umkehrung des Ladungsunterschieds zwischen den beiden Seiten einer biologischen Membran [7].
Isopathie	sprachl. Herkunft:	griechisch: ίσος (ísos) = gleich, ebenbürtig, derselbe; πάθος (páthos) = Leiden
	medizin. Anwendung:	Verwendung von Krankheitserregern zur Therapie von durch diese hervorgerufenen Krankheiten.
Kompartiment	sprachl. Herkunft:	englisch: compartment = Fach, Abteil
	medizin. Anwendung:	gedanklich konstruierter oder räumlich darstellbarer Teilbereich des menschlichen Körpers bzw. seiner Elemente [8].

2.6.5 Literatur:

[1] Hillebrand S, Gast KB, de Mutsert R, Swenne CA, Jukema JW, Middeldorp S, Rosendaal FR, Dekkers OM (2013): Heart rate variability and first cardiovascular event in populations without known cardiovascular disease: Meta-analysis and dose-response meta-regression. Europace.
PMID: 23370966 [PubMed]
[2] Heine H (2007): Lehrbuch der biologischen Medizin. Grundregulation und Extrazelluläre Matrix. 3.Aufl. Hippokrates ISBN 978-3-8304-5335-2
[3] Hommel H R (2004): Im Fokus: Elektroakupunktur nach Voll (EAV) – komplementäre Medizintechnik im Dienst der Integration zum konventionellen Stand medizinischer Befunderhebung und Therapie. Ärztezeitschrift für Naturheilverfahren und Regulationsmedizin. 45(4): 228-232
[4] Pschyrembel (1996): Wörterbuch Naturheilkunde und alternative Heilverfahren. bearb. u.L. Hildebrandt H. pp37. Walter de Gruyter Berlin New York. ISBN 3-11-014276-7
[5] Kyle U G et al. (2004): Bioelectrical impedance analysis part I: review of principles and methods. In: Clinical Nutrition. 23(14): 1226–1243
http://www.espen.org/documents/BIA1.pdf und
Kyle U G et al. (2004): Bioelectrical impedance analysis part II: utilization in clinical practice. In: Clinical Nutrition. 23, Elsevier Ltd.: 1430–1450 http://www.espen.org/documents/BIA2.pdf [zuletzt abgenommen 2013-01-23]
[6] Tomczak J (2003): Körperanalysen: Die bioelektrische Impedanzanalyse BIA. In: F.I.T. Wissenschaftsmagazin der Deutschen Sporthochschule Köln. 8(1): 34–40 (http://www.dshs-koeln.de/wps/wcm/connect/21d71e00498785019f5abf7636d1e5ac/teil_1_03.pdf?MOD=AJPERES [zuletzt abgenommen 2013-01-23]
[7] http://flexikon.docchecken.com/de/Depolarisation [zuletzt abgenommen 2013-01-23]
[8] http://flexikon.docchecken.com/de/Kompartiment [zuletzt abgenommen 2013-01-23]

Aufgabe:

Sie erhalten eine Bestätigung und Kontrolle Ihres erworbenen Wissens, indem Sie die Fragestellungen des ‚WWW-Codes' beantworten:

1. **„Was sagt der Textinhalt aus und welche Meinung gibt er wieder?"**
2. **„Was haben Sie in Internet und Literatur dazu gefunden?"**
3. **„Was ist der Kerninhalt der Aussagen?"**

2.7 Klangtherapie und Musikmedizin

2.7.1 konventionelles Wissen

> *Klangtherapie* bezeichnet Behandlungskonzepte durch die gezielte Anwendung unterschiedlicher akustischer Schwingungen. Ihre Wirkung ist wissenschaftlich nicht eindeutig belegt.
>
> *Musikmedizin* beschreibt den therapeutischen Einsatz harmonikaler Frequenzen. Sie wird zwischen rezeptiver und aktiver *Musiktherapie* unterschieden. Ihre Wirkung ist empirisch und wissenschaftlich für spezielle Indikationen bestätigt.

Die ‚Klangtherapie' ist der Einsatz von ausgewählten Klängen zu Heilzwecken. Hierzu werden je Anwendungsbereich ausgesuchte Klangkörper verwendet, von lokal einsetzbaren Klangschalen bis zu Ganzkörperresonatoren.

Die ‚Klangtherapie' gehört zu den ältesten Heilverfahren, in sämtlichen Kulturen arbeiteten Schamanen mit Tönen und Rhythmen. Einerseits wollten sie sich hiermit selbst in Trance versetzen, um spirituellen Kontakt mit der geistigen Welt zu erreichen, zum anderen aber auch den Kranken in einen besonderen Wahrnehmungszustand bringen, um ihn für Heilmaßnahmen zugänglicher zu machen. Klänge können psychologische Effekte bewirken, Experimente haben die Zusammenhänge zwischen Frequenzen und Hirntätigkeit wiederholt bestätigt.

Physikalisch lassen sich Klänge und Töne von einander unterscheiden, sie sind akustische Signale, in denen das jeweilige Schwingungsspektrum zwischen Geräusch, Tönen und Klang bestimmt. Aus Geräuschen können sich Töne verschiedener Qualitäten entwickeln, der natürliche Ton ist physikalisch bereits ein Klang. Beim Spielen von Instrumenten werden neben den Tönen immer Geräusche erzeugt. Das Verhältnis ihrer Frequenzen lässt Grundtöne, Harmonische und Obertöne entstehen [1].

Schwingungen und Frequenzen sind ubiquitär vorhanden und lebenswichtig. Dies zeigt sich am Phänomen der ‚Schumann-Wellen', die der natürlichen Resonanzfrequenz der Erde entsprechen. Sie sind Ausdruck atmosphärischer Entladungen zwischen der Untergrenze der Ionosphäre und Erdoberfläche. Sie wurden erstmals in den 50ger Jahren des 20 Jh. exakt vermessen, die elementare Frequenz betrug damals 7,83 Hertz. Sie haben Einfluss auf das Weltklima, biologische Lebensabläufe bis zur Entwicklung des menschlichen Bewusstseins. Ohne sie ist keine biologische Existenz möglich [2].

Mit der Elektroenzephalografie (EEG) lassen sich im Gehirn Frequenzbänder nachweisen, als Ausdruck elektrischer Hirnaktivitäten. Je nach Funktionsablauf lassen sich Delta-, Theta-, Alpha-, Beta- und Gamma-Wellen einteilen; beim Menschen liegt die ‚Schumann-Frequenz' knapp an der unteren Grenze des Alpha-Bereichs, was der Grenze zwischen Schlafen und Wachzustand entspricht. Bei den meisten Säugetieren stimmt die ‚Schumann-Frequenz' sogar mit der fundamentalen Gehirnfrequenz überein. Dies ist kein Zufall, sondern Resultat einer Millionen von Jahren dauernden Anpassung an die Umweltbedingungen der Erde [3].

Töne können die Hirntätigkeit stimulieren, über das Ohr aufgenommene Frequenzen werden in elektronische Impulse umgewandelt. Über das vestibuläre System, das Kleinhirn, das limbische System und den Cortex stimulieren sie das gesamte Gehirn. Meistens beginnen sie im ‚Beta-Wellen-Bereich' [4].

Das Phänomen der gezielten psychischen Beeinflussung über Töne, häufig als ‚Mind machines' mit optischen Reizen gekoppelt, wird zunehmend für verschiedene Bereiche des täglichen Lebens genutzt. Das amerikanische Militär nutzt es als „Brain entrainement", indem es die typischen EEG-Muster von besonders leistungsfähigen und reaktionsschnellen Elitesoldaten psychoakustisch aufbereitet und anderen Soldaten vorspielt, um dadurch deren Leistungen zu optimieren [5]. Die Versuchung der gezielten Manipulation sind groß, allerdings besteht bislang über das ‚Schwingungswesen Mensch' noch zu wenig profunde Kenntnis. Es scheint auf neuromuskulärer, physiologischer, hirnphysiologischer und vegetativer Ebene zu körperlichen Resonanzprozessen zu kommen.

Medizinische Untersuchungen zu direkt nachweisbarer Wirkung von ‚Klangtherapie' auf pathologische Geschehen schienen zunächst einschlägige Erfolge zu belegen, so wurden deutliche Effekte auf den Stoffwechsel von Körperzellen nachgewiesen. Nach *H. V. Bolay* im *Tumorzentrum Freiburg am Universitätsklinikum* ließ sich durch das Beschallen von isolierten *Krebszellkulturen* des Typs LXFL 529c eines humanen Lungenkarzinoms mit Tönen eine Wachstumshemmung von mehr als 20% belegen. Die Beschallung erfolgte durch einen Minilautsprecher im Deckel der Petrischalen. Hierbei habe es sich allerdings nicht um Musik im eigentlich Sinne gehandelt, sondern um computergesteuerte „durchgängige Tonfolgen mit bestimmten Klangfarben, Lautstärke, Tempo und Tonimpulsen in einem bestimmten Zeitintervall". Eine Kontrollgruppe wurde dem magnetischen Feld der Lautsprecher, jedoch ohne Töne ausgesetzt, was zu keinerlei Veränderungen im Zellwachstum geführt hatte. Im Experiment waren Zeitintervalle von 24 und 48 Stunden angesetzt worden.
In einer späteren, bewertenden Diskussion werden die Ergebnisse jedoch kritisch beurteilt. Sie wurden als uneinheitlich und schwer interpretierbar klassifiziert, sowie auf Artefakten zurückgeführt, die auf der Handhabung der Petrischalen beruhen, da weiterhin signifikante Unterschiede zur Kontrollgruppe bestehen. Allerdings wich auch die Kontrollgruppe von der unbehandelten Kontrolle in gleicher Richtung signifikant ab.
„Nach diesen Ergebnissen eignet sich musikähnliche akustische Stimulation nicht, um den Einfluss akustischer Stimulation auf das Wachstum von Tumorzellen weiter zu untersuchen...[...]..." [6].

Die ‚Musiktherapie' „...[...]...versteht sich als ein nonverbales medizinisch-psychologisches therapeutisches Verfahren, bei dem zur Wiederherstellung seelischer, körperlicher und geistiger Gesundheit Musik angewendet wird. Hierzu interpretiert sie den Menschen als bio-psycho-soziales Wesen, dessen Verhalten und Physiologie in ihrer Gesamtheit sowie einzelnen Bereichen durch akustische Oszillationen beeinflussbar ist. In Umkehrung reflektiert sie atypisches Verhalten im Zusammenhang mit Schwingungen bzw. deren Erzeugung als Ausdruck eines möglichen psychischen, somatischen oder psychosomatischen Missverhältnisses. Hierdurch lassen sich diagnostische Hinweise auf Störungen ableiten..[...]" [7].

2.7.2 komplementär-alternativ

Seit dem Altertum wird Musik zur Heilung zahlreicher Leiden eingesetzt, bis ins 16.Jahrhundert war sie Bestandteil medizinischer Ausbildung. Heute werden mit ‚Musiktherapie' alle musiktherapeutischen psychotherapeutischen Konzepte bezeichnet, die in der Medizin eingesetzt werden, wo die üblichen Kommunikationsmittel versagen. Dies betrifft vor allem kongenitale, idiopathische oder erworbene geistiger Behinderung. Daher ist Musiktherapie immer in ein therapeutisches Gesamtkonzept eingebunden.
Experimente haben gezeigt, dass sich mit der gezielt personengerichteten Verabreichung von Musik Einflüsse auf periodische, physiologische Abläufe von Probanden nehmen lassen. Zudem lassen sich hierüber geistige Leistungen unter bestimmten Umständen steigern. Voraussetzung ist jedoch die Stimmigkeit der Musikkonzepte mit den Gesetzen der Harmonie.

Musik definiert sich nach:
- *Metrum* = regelmäßiges Wechselspiel von Impuls-Auflösung, schwer-leicht.
- *Rhythmus* = Folge von Noten- und Pausenwerten, gliedert das Metrum in flexibel wechselnde kürzere-längere Tondauern [8].
- *Melodie* = zeitliche Aufeinanderfolge von Tönen in Höhe und Rhythmus.
- *Harmonie* = Zusammenpassen von elementaren Klangformen und klanglichen Konstellationen [9].
- *Dynamik* = Differenzierung der Tonstärke.

Nach *westlichem Musikverständnis* entspricht die *Melodie* einer Abfolge verschiedener Tonhöhen, die *Harmonie* deren Gleichzeitigkeit, und die *Dynamik* der Abfolge ihrer Lautstärke. Nach *M. Moser* besteht ein ‚musikalisches System Mensch'. Demnach schlägt das Herz im entspannten Zustand im 4/4-Takt, der Atem macht mit einem Schlag/Minute dazu den Kontrabass. „Zahlreiche Rhythmen in unserem Körper orchestrieren Wachstum und Lebensvorgänge und sorgen für unsere Gesundheit. Alle Organe beim gesunden Menschen spielen zusammen wie ein Symphonieorchester – in der Krankheit ist die Harmonie gestört." Demzufolge bestehen Wechselwirkungsbeziehungen zwischen in der Musik enthaltenen regulationsanregenden Prozessen und den regulatorischen Abläufen im Organismus derer, die Musik hören. Dem liegt die Hypothese zugrunde, dass ein Komponist in seine Musik biorhythmische Prozesse einbringt. Diese erzeugen beim Hörer über Resonanzkopplung Synchronisationseffekte mit dessen bestehenden biorhythmischen Prozessen und führen dadurch zudem zu angenehmen Gefühlen [7].

M.Zentner konnte 1998 in Untersuchungen an 34 *Säuglingen* im Alter von 4 Monaten nachweisen, dass die Abneigung vieler Menschen gegen disharmonische Musik nicht anerzogen, sondern angeboren ist. Hierzu wurde den Säuglingen stets dieselbe Grundmelodie vorgespielt, einmal mit einer harmonischen und einmal mit einer disharmonischen Begleitstimme. Ertönte konsonante Musik, blieben die Babys ruhig und drehten den Kopf zum Lautsprecher, bei der dissonanten Musik reagierten sie mit Gezappel, teilweise mit Weinen, und drehten den Kopf vom Lautsprecher weg [10]. Annahmen, dass sich Intelligenzleistungen durch klassische Mustern verbessern ließen, haben sich nicht bestätigt [11].

Musik scheint sich auch auf andere Lebensformen auszuwirken. Entsprechend wurden wissenschaftliche Untersuchungen an Pflanzen vorgenommen, da sie in der biologischen Hierarchie zu den Lebensformen zählen, die in ihrem Verhalten kein menschliches Intelligenzverhalten zeigen. Unter dieser Sicht gelten die Reaktionen von Pflanzen in Studien als nicht manipulierbar. Untersuchungen über die Einwirkung von Musik auf Pflanzen hatten gezeigt, dass sie auf Barockmusik von J. S. Bach und indische Musik von R. Shankar mit verstärktem Wachstum und sich Neigen zu den Lautsprechern bis zu 60° reagierten. Bei Jazz reagierten sie ähnlich und neigten sich bis zu 15°. Country-Music erbrachte keinerlei Wirkung und bei Rockmusik vertrockneten sie und gingen schließlich ein [12].

2.7.3   integriert-salutogenetisch

Musikalische Komponenten werden von den Gehirn-Hemisphären unterschiedlich verarbeitet, indem die durch Musik ausgelöste Erregung immer die dem aufnehmenden Ohr gegenüberliegende Hirnhälfte betrifft. Das die Großhirnhemisphären verbindende ‚corpus callosum' scheint hier keine seitengleiche Zuordnungen zu treffen. Die andere Hemisphäre wird durch den jeweiligen Hörstil aktiviert. Generell scheint bei der Aufnahme und Verarbeitung von Musik der ‚Hörstil' wesentlich zu sein, es wird zwischen einem ‚analytischen' und einem ‚empathischen' unterschieden. Der ‚analytische' verfolgt das Musikgeschehen aufmerksam und logisch zergliedernd, während sich der ‚empathische' der Musik emotional hingibt.

Generell werden Emotionen kognitiv wahrgenommen, wobei sie den jeweils bestehenden stimmungsgefärbten psychischen Zustand ausdrücken. Dementsprechend kann die gezielte Erregung einer Hemisphäre durch Musik nachfolgende Denkprozesse und Handlungen beeinflussen.

Nach physiologischer Sicht werden Gemütsbewegungen insbesondere durch Areale des Zwischenhirns und des limbischen Systems ausgelöst, die hemisphärenspezifisch mit der Großhirnrinde in Interaktion stehen. Daher aktivieren ‚positive', mit einer Annäherungsreaktion verbundene Emotionen anteriore Bereiche der linken Großhirnhälfte. ‚Negative' korrelieren dagegen mit Vermeidungsreaktionen und betreffen anteriore Regionen der rechten Hemisphäre.

Die Untersuchungen wurden ausschließlich an Rechtshändern vorgenommen, der Händigkeit entsprechend wird hier die rechte Hemisphäre durch Musik stärker aktiviert als die linke [7] [13].

Grundsätzlich werden der rechten Gehirnhälfte eher Melodien, Harmonien, Klangfarbe und emotionsauslösende Faktoren zugeordnet während die linke Hemisphäre Rhythmus und Tempo analysiert. Daher wird Musik am schönsten empfunden bei der gleichmäßigen Aktivierung beider Hemisphären. Dadurch kann Musik nicht nur Emotionen vermitteln, sondern auch hiermit verbundene

vegetative Reaktionslagen provozieren mitsamt den jeweiligen somatometrischen Ausdrucksbewegungen [7].
Da sich nicht zuletzt gemäß den Theorien der klassischen Akupunktur über die Ohrmuschel sämtliche Körperbereiche beeinflussen lassen, können diese Vernetzungen als Zugang für therapeutische Konzepte genutzt werden. Zudem können die Auswirkungen akustischer Phänomene auf das vegetative Nervensystem genutzt werden.
Ein Beispiel hierfür ist die ‚Medizinische Resonanztherapie Musik (MRT-Musik)' . Nach *P. Hübner* lässt sich in Anlehnung an die barocke Kunst der Fuge, der Polyphonie und des Kontrapunktes, komponierte Musik komplementär zu medizinischer Therapie einbringen. Hierüber soll eine Strukturierung der Ordnung lebender Systeme begünstigt werden. Demnach sollte eine harmonikal strukturierte, medizinisch wirksame Musik nach bestimmten Merkmalen gezielt handwerklich erstellt werden. An Stelle einer festen, fixierten Tonalität und Rhythmik sollte sie über einen vielschichtigen, integrierten Polyrhythmus und eine vielgestaltige integrierte Polytonalität verfügen. *P. Hübner* sieht deshalb in der harmonikalen Information ein Medikament zur Stärkung der Selbstheilungskräfte, sowie zur Therapie von Stress und stressbedingten Erkrankungen [7].

Die ‚Klangtherapie' nutzt dagegen die Schwingungsübertragung über die ‚Knochenleitung' , die Wirbelsäule dient hierbei als körperliches Zentrum der Schwingungsübertragung. Nach Auffassung der modernen Chronobiologie besteht das Leben selbst aus vielen, verschiedenen Rhythmen. Demnach stehen Krankheit und Gesundheit im Verhältnis zur natürlichen harmonikalen Ordnung der jeweiligen biologischen Systeme [14].
Auf dieser Basis werden Töne und Klangkombinationen gezielt therapeutisch eingesetzt, um das vom Schall durchdrungene Gewebe in Vibration versetzen, hierüber Funktionen wie Herzschlag, Atmung und Gehirntätigkeit zu beeinflussen und Blockaden zu lösen.
Dies geschieht vor allem bei der direkten Applikation von Klängen auf den Körper.
Die Wirkung liegt, abgesehen von dem beim herkömmlichen Hörvorgang ablaufenden Effekten, in der Fortpflanzung von Schallwellen im Gewebe. Durch den inter-, extra- und interzellulären natürlichen Wassergehalt kann es im Organismus zu Interferenzen und neuen Schwingungsmustern kommen. Die Vibration führt zu einer je nach Intensität mehr oder weniger tief im Körperinneren entstehenden diskreten Massage auf molekularer Ebene. Diese Effekte können über das Aufsetzen und Betätigen von Klangschalen oder Stimmgabeln auf verschiedene Körperstellen erfolgen, durch Resonanzkopplungen der Eigenoszillationen mit den zugeführten Schwingungen lassen sie sich optimieren [9].

2.7.4 Glossar (in alphabetischer Reihenfolge)
(dies ist eine Übersicht, kein Ersatz der persönlichen Recherche zur vertiefenden Kenntnisnahme)

analytisch	sprachliche Herkunft: Anwendung:	griechisch: ανάλυσις (análysis) = Auflösung systematische Untersuchung eines Gegenstandes oder einer These auf ihre Beziehungen und möglichen Wechselwirkungen zu und untereinander.
corpus callosum	sprachliche Herkunft: biolog. Anwendung:	Latein: corpus = Körper; callosus = dickhäutig, hartschalig querverlaufende, aus ca. 200 Mill. markhaltigen Nervenfasern bestehende Verbindung zwischen den beiden Großhirnhemisphären. Seine Aufgabe besteht in Informationsaustausch und Funktionskoordination beider Hirnhälften untereinander.
dissonant	sprachliche Herkunft: Anwendung:	Latein: dissonus = unharmonisch, verworren gefühlsmäßige Wahrnehmung von Klängen im Verhältnis zum Schwingungsverhältnis der Intervalltöne und ihrer Anzahl an Obertönen [15].
harmonikal	sprachliche Herkunft: Anwendung:	griechisch: αρμονία (Harmonía) = Ebenmaß, Harmonie eine sinngebende Qualität von Maß und Zahl, die sämtliche Lebensbereiche erfasst.
konsonant	sprachliche Herkunft: Anwendung:	Latein: consonus = harmonisch, übereinstimmend gefühlsmäßige Wahrnehmung von Klängen in Abhängigkeit der Einfachheit ihres Schwingungsverhältnisses mit der daraus resultierenden Menge an gemeinsamen Obertönen [15].

2.7.5 Literatur:

[1] http://www.elektroniktutor.de/akustik/schall.html [zuletzt abgenommen 2013-02-26]
[2] Thuile C (2008): So hilft Ihnen die Magnetfeldtherapie. Neue Chancen bei über 60 Erkrankungen. Schonend und ohne Nebenwirkungen. Wie Sie die Magnetfeldtherapie zu Hause optimal nutzen. TRIAS Verlag in MVS Medizin-Verlage Stuttgart. ISBN 978-3-8304-3471-9
[3] http://www.sein.de/archiv/2000/juni-2000/der-pulsschlag-der-erde.html [zuletzt abgenommen 2013-02-26]
[4] Rausch A (1998): Kreative Kommunikation. GRIN. ISBN 978-3-638-24508-1
[5] http://www.harmonic21.net/tag/michael-hutchison/ [zuletzt abgenommen 2013-02-26]
[6] http://www.musikmagieundmedizin.com/standard_seiten/sonochemestry2.html [zuletzt abgenommen 2013-03-02]
[7] Hommel H R (2007): Integrative Verfahren der Regulationsphysiologie und Regulationsmedizin.
[8] http://www.musicademy.de/index.php?id=2605 [zuletzt abgenommen 2013-03-02]
[9] http://www.tonalemusik.de/lexikon/harmonik.htm [zuletzt abgenommen 2013-03-02] Klangtherapie und Musikmedizin. GRIN ISBN 978-3-640-17302-0
[10] Zentner M, Grandjean D, Scherer K R (2008): Emotions evoked by the sound of music: characterization, classification and measurement. Emotion 8(4), pp494-521.
[11] Bruhn H, Kopiez R, Lehman A (2008): Musikpsychologie. Das neue Handbuch. Rowohlts Enzyklopädie. 2. unv. Aufl. rororo Hamburg. ISBN-10: 3-499-55661-8
[12] Retallack D L (1973): The Sound of Music and Plants. Devorss & Co (Txp) ISBN-10: 0875161707
[13] Leichner, R (1998): Musikerleben und Hemisphärenaktivation. pp350-362, Psychologische Beiträge, 40. Pabst Science Publishers Lengerich, Berlin, Riga, Rom, Zagreb ISSN 0033-3018
[14] http://www.medizinischeresonanztherapiemusik.de/01/07_Artikel/07_Chronomedizin/0701_Musikphysiologie.php [zuletzt abgenommen 2013-03-02]
[15] http://www.musicademy.de/index.php?id=2077 [zuletzt abgenommen 2013-03-02]

Aufgabe:

Sie erhalten eine Bestätigung und Kontrolle Ihres erworbenen Wissens, indem Sie die Fragestellungen des ‚WWW-Codes' beantworten:

1. „Was sagt der Textinhalt aus und welche Meinung gibt er wieder?"
2. „Was haben Sie in Internet und Literatur dazu gefunden?"
3. „Was ist der Kerninhalt der Aussagen?"

2.8 Psychosomatik

2.8.1 konventionelles Wissen

Psychosomatik betrifft die Wechselwirkung seelischer und körperlicher Prozesse [1].

Psychosomatik umfasst:
- ein Teilgebiet der Medizin (seelische Faktoren bei Diagnostik u. Therapie)
- eine Forschungsrichtung (Untersuchung der Bedeutung seelischer Vorgänge für Entstehung u. Fortdauer körperlicher Erkrankungen)
- Gesundheits-Auffassung (Zusammenwirken seelischer/körperlicher Faktoren)

Die psychosomatische Medizin kommt aus der Wissenschaftsgeschichte deutscher Medizin. Ihr Begriff hat alt-griechische Wurzeln (ψυχή (psyché) für Atem, Hauch und Seele und σῶμα (soma) für Körper, Leib und Leben). Sie ist aber noch heute, nach ihrem globalen Siegeslauf, eng mit der konventionellen Medizin verbunden und lässt die Namen deutscher Forscher um Prof. Dr. Thure von Üxküll in vielen Publikationen und Handbüchern erscheinen [2].

Wenngleich die ‚Psychosomatik' aus ihren Forschungen und Entwicklungen der Psychologie und der Psychotherapie kommt, wird sie noch immer kritisch angesehen. So weisen unsere elektronisch lexikalischen Übersichten darauf hin, dass Psychosomatik einerseits sowohl Betrachtungsweise, als auch andererseits medizinische Lehre ist. Mit ihr werden die geistigen Fähigkeiten und seelischen Reaktionsweisen von Menschen in Zusammenhang mit Gesundheit und Krankheit stehen [3] [4].

‚Psychosomatik' ist die Verflechtung von geistig-seelischen Einflüssen mit organischen Zusammenhängen. Dazu kommen soziale Lebensbedingungen. Sie erlauben eine Einschätzung von Einflüssen auf die Empfindsamkeit der Menschen [5].

Die Erforschung der Psychosomatik und ihre Umsetzung in der Krankenbehandlung erfolgt in der Psychosomatischen Medizin. Komplementär zur Psychosomatik ist die ‚Somatopsychologie', welche die Auswirkungen von körperlichen Erkrankungen auf emotionale und kognitive Prozesse untersucht.

Die Deutsche Gesellschaft für psychosomatische Medizin und Ärztliche Psychotherapie (DGPM) vertritt das Fachgebiet und fordert im Dezember 2012, die Psychosomatische Krankheiten durch Spezialisten zu behandeln. Demnach litten rund zwanzig Prozent aller deutschen Hausarzt-Patienten an körperlichen Beschwerden, für die es keine ausreichende organische Erklärung gebe.
Die Symptome der sogenannten somatoformen Störungen reichten von Kopf- oder Rückenschmerzen über Erschöpfung und Atemnot bis hin zu Übelkeit, Erbrechen und Durchfall. Deren Behandlung sei meist schwierig und kostspielig. Denn es dauere durchschnittlich sechs Jahre und bedürfe entsprechend häufiger Arztbesuche, bis die Betroffenen eine psychosomatische Behandlung erhalten. Wie wichtig es bei dieser Erkrankung ist, das Zusammenspiel von seelischen, sozialen und körperlichen Komponenten zu beachten, darauf verweisen Fachärzte für Psychosomatische Medizin, die spezielle Therapieformen entwickelt haben, mit denen sie Patienten wirksam psychotherapeutisch behandeln.

Es geht der psychosomatischen Medizin aber außerdem um einen wichtigen Teil der medizinisch fundierten Salutogenese und der darin enthaltenen Bewältigungsmöglichkeiten.
Klinisch steht deshalb die Diagnostik, Beratung und Therapie von verschiedenen seelischen und körperlichen Erkrankungen im Vordergrund, also:

- Angst- und Panikstörungen,
- Zwangstörungen und Depressionen,
- Essstörungen,
- Posttraumatische Belastungsstörungen,
- Persönlichkeitsstörungen,
- Chronische Schmerzsyndrome und
- Störungen der Krankheitsfolgenverarbeitung bei schweren körperlichen Erkrankungen.

Psychosomatische Medizinverständnisse müssen auch von der ZahnMedizin vertreten werden. Es gibt durchaus Patienten, die „merk-würdig", „verwunderlich" oder „schwierig" erscheinen, die „aus den Raster fallen", weil ihre Beschwerden oder ihre Symptome nicht zu den definierten Krankheitsbildern passen. Dies ist eine wiederkehrende Erfahrung in der zahnärztlichen Praxis. Die Psychologen prägten hierfür den Begriff der „Unvereinbarkeit von Befund und Befinden". Diese ungewöhnlich auftretenden Patienten stören den sonst so präzisen Praxisablauf, weil ihre Beschwerden mit den üblichen Untersuchungen nicht klar einzuordnen sind. Sie verlangen viel Zeit und Zuwendung, können auch verwirren; sie werden eigentlich nicht verstanden. Das Verstehen des Patienten ist aber die Grundlage jeder Diagnostik.

Karies ist zu sehen. Eine Schilderung des Patienten ist nicht nötig. Aber bereits beim Schmerz des kariösen Zahns ist der Zahnarzt diagnostisch auf die subjektive Schilderung des Patienten angewiesen. Schmerz ist nicht zu sehen oder zu messen. Folglich verlässt das Team der Zahnarztpraxis das Feld der objektiven Befundung und begibt sich in das Feld der Bewertung von Sinneseindrücken. Sinneseindrücke sind aber subjektiv und werden selektiv wahrgenommen. Sie sind stark abhängig von der Situation und der psychischen Befindlichkeit der Person. Die Schmerzschilderung ist ohne Berücksichtigung allgemeiner Umstände und der Persönlichkeitsstruktur diagnostisch kaum zu beurteilen. Aber auch die Persönlichkeitsstruktur des Behandlers beeinflusst das Verstehen und die Bewertung der Schilderung der Beschwerden durch den Patienten. Hier beginnt die Notwendigkeit der Integration psychosomatischen Denkens.

Beispiele dieser Art gibt es in der Zahnarztpraxis häufig: Ein Patient kommt mit seiner neuen Prothese nicht zurecht. Er glaubt an „Allergie", oder an offensichtlich mangelhafte zahntechnische Ausführung. Fehlen aber solche deutlichen Mängel, oder haben bereits verschiedene Behandler erfolglos immer wieder neue Prothesen versucht, so darf die Ursache der Probleme auf einer anderen Ebene vermutet werden. In diesem Fall kann ein patientenzentriertes, professionelles Gespräch Aufschluss über die Ursachen des Problems geben und Wege zur Problemlösung aufzeigen.
Schmerz und Prothesenunverträglichkeit sind die typischerweise ersten Themen, die Zahnärzte zur Psychosomatik führen. Die Probleme dieser Patienten und mit diesen Patienten sind ohne differenzielle Berücksichtigung der somatischen, psychischen und sozialen Bedingtheiten kaum zu lösen.

Die Zahnmedizin lehrt nicht, solche Probleme und Schwierigkeiten des Verstehens auch psychologisch beziehungsweise psychoanalytisch zu betrachten. Abweichungen vom erwarteten „Normverhalten" des Patienten erfordern eine Flexibilität des Zahnarztes sowie sehr viel Praxiszeit, Wille und Kenntnisse zum Versuch des Verstehens. Nicht immer liegt der Grund des Nichtverstehens nur in der Darstellung des Patienten. So ist zum Beispiel denkbar, dass ein Zahnarzt mit einer sachlich ausgerichteten Persönlichkeitsstruktur erhebliche Verständigungsschwierigkeiten mit einem eher „hysterisch" übertreibenden Patienten hat. Die sogenannte „individuelle Wirklichkeit" des Patienten und des Zahnarztes sind manchmal zu verschieden. Beobachtungen des gesamten Teams können durchaus das Befinden des Patienten ergründen. Das Befinden des Patienten erschließt sich oft über den Gesichtsausdruck und die Körperhaltung auch fernab der Gesichtsregion. Die Erkenntnis der eigenen Persönlichkeitsstruktur des Patienten durch Reflexion kann Verständigungsschwierigkeiten vermindern helfen und eine „gemeinsame Wirklichkeit" zum Zahnarzt und seinem Team schaffen [6].

Es ist nicht selten, dass das Krankheitsbild psychisch stark alteriert ist. Angst oder Furcht können zu einer Verstärkung oder Verfremdung des Grundleidens führen. Bei 20-30% der Bevölkerung Deutschlands sind psychische Störungen mit Krankheitswert festgestellt worden. Daraus folgt, jeder

vierte bis fünfte Patient der bundesdeutschen Bevölkerung hat psychische Gesundheitsstörungen! Zwölf Prozent aller körperlichen Symptome in der Arztpraxis haben eine ausgeprägt psychogene Genese. Bei jedem achten dieser Patienten muss also mit psychogener oder stark psychisch beeinflusster Erkrankung gerechnet werden.
Das bedeutet, dass die Wahrscheinlichkeit sehr hoch ist, eine psychische Störung in der Zahnarztpraxis vorzufinden.

Sollte ein „merk-würdiger" Patient Anlass geben, ein psychosomatisches Krankheitsbild zu vermuten, so bleibt den Zahnärzten nur der Weg der Überweisung. Das Vermitteln der Notwendigkeit der Überweisung zum Psychotherapeuten ist aber äußerst schwierig, da in der Regel diese Patienten eine seelische Ursache nicht erkennen können. Oft bewerten sie dies als Stigmatisierung („ich bin doch nicht verrückt ...").

In der zahnmedizinischen Praxis sollte das Team durch ein aufeinander abgestimmtes Vorgehen dem Patienten die Möglichkeit geben, den Desomatisierungsprozess einzuleiten und damit den Circulus vitiosus der somatischen Fixierung aufzulösen. Dadurch ermöglicht man dem Patienten schließlich den Zugang zur eventuell notwendigen Psychotherapie oder kann sogar durch eine Einordnung der aktuellen, aber temporären Problematik (zum Beispiel: übermäßiger Stress) diese überflüssig machen. Damit kommt die psychosomatische Medizin in der Praxis an die Stelle der Medizinischen Salutogenese und in die Verantwortung des gesamten zahnmedizinischen Teams.

Viele unserer Patienten sind durch Emotionen bewegt. Nicht nur die Angst, sondern auch sozialisierte Probleme können sie belasten. Familie oder soziales Umfeld sind in der Lage, Menschen zu beeinflussen und sie unsicher zu machen. Das kennt man auch in der ZahnMedizin. Emotionen haben aber auch kognitive Komponenten.

Diese Komponenten machen unsere Patienten sich zunutze, um die zahnmedizinische Handlung zu beobachten und zu kontrollieren. Sie drücken dabei aus, dass sie willentlich beeinflussen können, welche Emotionen sie erleben, durch:
- kognitive Bewertung: sie verleugnen ihre Furcht oder Angst.
- Verhalten: sie stellen sich ‚aufgeräumt' dar.
- Gesichtsausdruck: sie krampfen oder entkrampfen sich.
- Erregung: sie erröten oder werden bleich.
- Regulation: sie drohen zu kollabieren.
- Distanzierung: sie verschieben die Compliance (‚Ich bin kein Fachmann').
- Rationalisierung: sie drängen auf die Zeit (‚Kann man nicht doch noch...').
- Umbewertung: sie setzen versteckte Komplimente (‚Ich hatte mal einen Arzt...').
- Unterdrückung: sie erschöpfen sich (‚Ich wollte, ich wäre schon fertig...').

Das zahnmedizinische Team muss sich in die Lage versetzen lassen, die Grenzen des für den Zahnarztes Machbaren beurteilen zu können. Dadurch wird es als Team im stande sein, in Abstimmung mit dem Oralmediziner interdisziplinäre Perspektiven für die eigene Praxis zu entwickeln. In Kenntnis der unter psychosomatischen Vorgaben aufgestellten Praxiseigenheiten lassen sich wesentliche Hilfen für die Praxis etablieren. Dass dabei der Stressabbau eine große Rolle spielt, ist selbstverständlich.

2.8.2 komplementär-alternativ

Komplementäre Psychosomatik nutzt synergistische Effekte achtsamkeitsbasierter, psychotherapeutischer, naturheilkundlicher und pharmakologischer Verfahren [7]

Vom Standpunkt der CAM aus sind die wichtigsten Gesundheitsstörungen im Arbeitsbereich der Zahnärzte bei den so genannten Allergien zu suchen. Dabei spielen aus der Geschichte des Faches die Poli-Methyl-MetAcrylat (PMMA) eine Hauptrolle. Tatsache ist, dass damit aber Unverträglichkeiten gemeint sind. Kritisch sollte beachtet werden, dass zwei Unverträglichkeitserscheinungen in der Regel der Diskussion verwechselt werden. Die toxische Reaktion ist Mengen-abhängig (höhere Konzentration macht mehr Reaktion). Die allergische Reaktion ist qualitativ von Bedeutung, also chemisch-Stoff-typisch (der Stoff macht die Allergie, nicht die Menge). Der Begriff Allergie geistert durch die Literatur. Der Begriff spielt eine erstaunlich große Rolle, jedenfalls soweit man sich an der Zahl der Verdachtsfälle auf Zahnersatzmaterial-Allergie orientiert. Die Zahl der bestätigten Allergiefälle ist allerdings sehr viel kleiner. In der Literatur finden sich Prävalenzangaben im Bereich deutlich unterhalb von 1 % der Bevölkerung. Lediglich in Gruppen, also bei denen, die mit einem Allergieverdacht zu spezialisierten Einrichtungen überwiesen wurden, liegen die Zahlen geringfügig höher. Dies hat seinen Grund auch in der diesbezüglich relativ unempfindlichen Mundschleimhaut. Es wird geht davon ausgegangen, dass dort im Gegensatz zu einer Kontaktallergie auf der Haut eine etwa zehn- bis zwölffach höhere Konzentration nötig wäre. Deshalb ist übrigens auch der mitunter durchgeführte ‚Epikutantest' nutzlos. Dieser empfohlene Test existiert in der allgemeinen medizinischen Diagnostik nicht. Daher kann er auch nicht ausgewertet werden. Die von manchen Zahnmedizinern immer wieder zitierten extrem hohen Allergikerzahlen von bis zu 40 % der Bevölkerung sind für die Zahnmedizin irrelevant, weil sie sich in erster Linie auf Typ-1-Allergien (z.B. Heuschnupfen und Nahrungsmittelallergie) beziehen, die zwar für die Betroffenen sehr unangenehm sind, aber nichts mit der Kontaktallergie (Typ 4) auf Dentalmaterial zu tun haben.

Man versucht, mit instrumentellen Hilfen den Überempfindlichkeitsreaktionen näher zu kommen. Vermutlich sind viele elektrische und elektronische Apparate in der Lage, Sonderheiten im organismischen Stoffaustausch zu messen. Vermutlich können sie auch Differenzen zum Normalen nachweisen. Bisher zeigt keine der apparativen Anordnungen eine solche Evidenz, dass sie jederzeit reproduzierbare Ergebnisse erbringt.

2.8.3 integriert-salutogenetisch

Das Hauptaugenmerk des Salutogenetischen ist auf das Verhalten im Alltag gerichtet. Stress als Alltagsbelastung beeinträchtigt das Leben vieler Menschen, verursacht hartnäckige Krankheiten bis hin zur Frühberentung. Aus der Gesellschaftswissenschaften einbeziehenden interdisziplinären Perspektive heraus man, wie und warum Stress jeglicher Art sich als erstes im Kauorgan durch Kieferpressen, Zähneknirschen und vermehrtes Schlucken zeigt. Aus Erkenntnissen der traditionellen Erfahrungsheilkunde und der modernen (Komplementär-)Medizin kann die Praxis der ZahnMedizin Grundlagen und Wege eines Umganges mit Stress ableiten. Das gilt sowohl für die Mitarbeiter der Praxis, als auch für Klienten und Patienten.

In der Praxis liegt der Schwerpunkt in der Anregung der Selbstheilungsfähigkeit durch salutogene Kommunikation in allen gesundheitsrelevanten Tätigkeitsfeldern. Die Praxis vermittelt im günstigen Fall eine Anregung eines ‚Annäherungssystems' mit einer konsequent lösungs- und ressourcenorientierten Haltung und Sichtweise. Die kommunikativen Methoden und Techniken fördern im Beruf und auch privat gesunde Entwicklung und Kreativität [8].

Unter theoretischer Perspektive des Umganges mit stressbedingten Umgangs-Landschaften ist es ratsam, von Folgendem auszugehen:
Die Salutogenese hat angenommen, dass ein Mensch dann gut Stress verarbeiten kann, wenn er das, was ihm passiert, als ‚verstehbar', ‚handhabbar' und ‚sinnvoll' betrachtet. Zahnarztbesuche sind für viele Menschen geradezu ein Synonym für Stress. Wenn man als Zahnarzt dafür sorgen kann, dass die Patienten verstehen, was mit ihnen warum passiert (‚Verstehbarkeit'), wenn man ihnen Möglichkeiten aufzeigt, auch selbst etwas für Schmerzlinderung etc. zu tun, wenn man damit die Situation also kontrollierbarer macht (‚Handhabbarkeit'), und wenn drittens den Patienten einleuchtet, warum sie sich diesen Untersuchungen und Behandlungen unterziehen müssen (‚Sinnhaftigkeit'), dann wird der Stress des Zahnarztbesuches leichter erträglich sein.

Das SOC-Konzept besagt nun, dass manche Patienten dies alles schon von sich aus mit in die Sprechstunde bringen – sie haben einen hohen SOC - und manchen Patienten fällt es sehr schwer, diese Sicht zu entwickeln. Es ist dann das Geschick des Zahnarztes, ihnen dabei zu helfen. Nach der salutogenetischen Empfehlung sollte man dabei die Reihenfolge einhalten, also 1. Verstehbarkeit, 2. Handhabbarkeit, 3. Sinnhaftigkeit; das eine baut auf dem anderen auf. Es sei noch einmal erinnert: ‚Handhabbarkeit' bedeutet nicht, dass der Patient alles selbst kontrollieren muss. Ein Gefühl von Handhabbarkeit entsteht auch dann, wenn man die Kontrolle jemand anderem, dem man vertraut, übergeben kann. Und damit ordnet sich das Salutogenesekonzept ein in ein noch viel älteres – das der vertrauensvollen Beziehung zwischen Arzt und Patient [9].

Eine salutogenetische Orientierung bedeutet eine Ausrichtung auf attraktive Gesundheitsziele und Erschließen bzw. Schaffen hilfreicher Ressourcen. Differenzierter werden sieben Merkmale genannt. Salutogenetische Orientierung bedeutet, dass die Menschen bzw. Methoden
- sich an Stimmigkeit, aufbauender Kohärenz, Verbundenheit orientieren,
- sich auf Gesundheit (attraktive Ziele, Vorstellungen) ausrichten,
- sich auf Ressourcen ausrichten;
- das Subjekt und Subjektive (Selbsterkennung und Selbstwahrnehmung, subjektive Theorien, Eigenaktivität) wertschätzen;
- systemische Selbstorganisation und -regulation (auch in Gesundung und Selbstheilungsvermögen) anstreben oder bereits haben (im Zusammenhang mit Sozialem, Kulturellem und Globalem),
- dynamisch sowohl prozess- als auch lösungsorientiert denken (bzw. durchdacht sind) und auf Entwicklung und Evolution achten und schließlich
- grundsätzlich mehrere Möglichkeiten einschließen: z.B. sowohl salutogenetisch als auch pathogenetisch.

Es gibt mehrere Möglichkeiten für das Team, psychosomatische Merkmale in täglichen Situationen zu erkennen. Das lässt danach streben, auch persönliche Richtschnüre daraus abzuleiten und darüber dann mit den Klienten und Patienten der Praxis zu sprechen:

Man achte auf Stimmigkeit und Kohärenz, weniger auf Probleme und Unstimmigkeiten.
Man verfolge attraktive Gesundheitsziele, weniger Vermeidungsziele.
Man erkenne und verfolge Ressourcen, nicht immer nur Defizite.
Man erkenne und lobe das Subjektive aus, nicht nur die alltägliche Norm.
Man sehe zu, eine Möglichkeit der Selbstregulation zu finden, nicht die Ursache im Kleinen.
Man suche nach der Entwicklung und nicht nach Erkennung des Zustandes allein.
Man kläre nur mehrere Möglichkeiten sowohl – als auch – und nicht – entweder – oder.

2.8.4 Glossar (in alphabetischer Reihenfolge)
(dies ist eine Übersicht, kein Ersatz der persönlichen Recherche zur vertiefenden Kenntnisnahme)

Alteration	sprachliche Herkunft:	Latein: altera = Wechselfieber; alterare = ändern
	medizin. Anwendung:	Verschlechterung der Symptomatik. In der Psychologie: Aufregung, Gemütsbewegung.
Kognition	sprachliche Herkunft:	Latein: cognoscere = wahrnehmen, erkennen, kennenlernen
	Anwendung	Bezeichnung für intelligenzprägende Wahrnehmungs- und Denkvorgänge sowie deren mentale Ergebnisse, auch als Grundlage der Lerntätigkeit
lexikalisch	sprachliche Herkunft:	griechisch: λέξις (léxis) = Wort; λεξικόν (lexikon) = Wörterbuch
	Anwendung	eine anerkannte stabile Definition eines Begriffes, unveränderlich im Verlauf verschiedener Kontexte
Pathogenese	sprachliche Herkunft:	griechisch: πάθος (páthos) = Leiden, Ertragung γένεσις (génesis) = Entstehung
	medizin. Anwendung:	Entstehung einer Erkrankung oder Verlauf eines krankhaften Prozesses bis zu ihrer Manifestation
somatoform	sprachliche Herkunft:	griechisch: σῶμα (soma) = Körper Latein: forma = Art, Beschaffenheit, Erscheinung
	medizin. Anwendung:	körperliche Symptome, die sich nicht von organischen Erkrankungen ableiten lassen.
Stigmatisierung	sprachliche Herkunft:	griechisch: στίγμα (stigma) = Stich, Kenzeichen, Mal, Schandfleck
	Anwendung	negative Bewertung bestimmter äußerer Merkmale oder Verhaltensweisen von Personen und Gruppen durch eine soziale Gemeinschaft.

2.8.5 Literatur

[1] Pschyrembel (1996): Wörterbuch Naturheilkunde und alternative Heilverfahren. bearb. v.d. Wörterbuch-Red. d. Verl. u.d.L. Hildebrandt H. de Gruyter Berlin, New York 1996. ISBN 3-11-014276-7

[2] Adler R H (Hsgb 2003): Psychosomatische Medizin. Modelle ärztlichen Denkens und Handelns. 6. Aufl. Urban & Fischer München Jena. ISBN 3-437-21830-1

[3] Thure von Uexküll (1984): Zeichen und Realität als anthroposemiotisches Problem. In: Oehler, Klaus (Hrsg.): Zeichen und Realität. Tübingen, Stauffenburg-Verlag, Bd. 1: 61-72. ISBN 3-923721-81-1

[4] Rolf Adler (2011): Psychosomatische Medizin. Theoretische Modelle und klinische Praxis. Herausgegeben von Urban & Fischer bei Elsevier, München & Jena 2011 ISBN 978-3-437-21831-6

[5] WIKI Elektronisches Lexikon. http://de.wikipedia.org/wiki/Psychosomatik (abgenommen 2013-02-10)

[6] Demmel H J (2006): Der „merk-würdige" Patient in der zahnärztlichen Praxis. Zahnärztl Mitt 96(1): 29-32

[7] http://www.diakoniezschadrass.de/index.php?id=93 (abgenommen 2013-02-11)

[8] www.salutogenese-zentrum.de (abgenommen 2013-02-11)

[9] Singer S (2010): Salutogenese. IDZ-Info 4/2010. ISSN 0931.-9816

Aufgabe:

Sie erhalten eine Bestätigung und Kontrolle Ihres erworbenen Wissens, indem Sie die Fragestellungen des ‚WWW-Codes' beantworten:

1. **„Was sagt der Textinhalt aus und welche Meinung gibt er wieder?"**
2. **„Was haben Sie in Internet und Literatur dazu gefunden?"**
3. **„Was ist der Kerninhalt der Aussagen?"**